Einladung zum Test

SportPraxis

+ Der Übungsleiter

Seit über 50 Jahren die führende deutsche Fachzeitschrift für Sportlehrer, Übungsleiter und Trainer

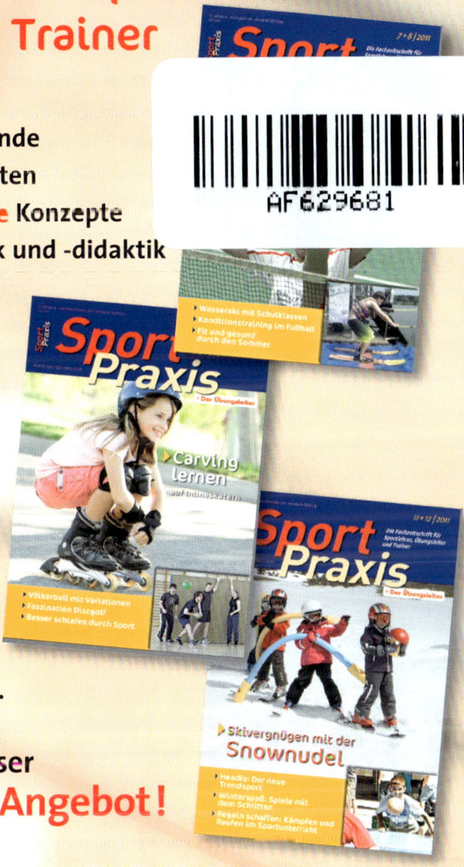

AF629681

Ob Sie:

- neue Ideen für Ihre Schul- und Vereinsstunde
- komplette Stundenbilder zu allen Sportarten
- erfolgreiche und zeitgemäße methodische Konzepte
- aktuelle Erkenntnisse aus Sportpädagogik und -didaktik
- Hinweise zu Tagungen, Kongressen und Workshops
- Rezensionen zu neuen Fachbüchern und vieles mehr...

im modernen Layout suchen:

Mit der SportPraxis sind Sie immer eine Nasenlänge voraus!

Die SportPraxis erscheint in 6 Doppelheften (12 Ausgaben) im Jahr und kostet im Abonnement € 46,50*
(ermäßigt für Studenten/Referendare €39,50).

... nutzen Sie noch heute unser umseitiges **Kennenlern-Angebot!**

*Preisstand 2012 - Änderungen vorbehalten

www.sportpraxis.com

LIMPERT

Sie haben die Wahl!

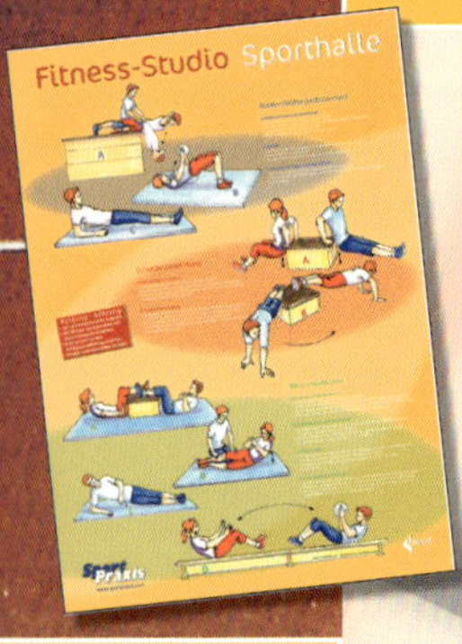

1. Sie bestellen ein kostenloses, aktuelles Testheft oder
2. Sie entscheiden sich für ein besonders günstiges Mini-Abo über zwei aktuelle Doppelhefte (4 Ausgaben) für **nur € 9,95** inkl. Porto. Als „Dankeschön" erhalten Sie das Poster „Fitness-Studio Sporthalle".

Unser Dankeschön für ein Mini-Abo

... und falls Sie sich später für ein Voll-Abo entschließen, erwartet Sie sogar noch ein attraktives Begrüßungsgeschenk!

Limpert Verlag GmbH • E-Mail: sportpraxis@limpert.de
www.sportpraxis.com

☐ Ja, ich möchte die SportPraxis kennenlernen und bitte um ein kostenloses, aktuelles Testheft.

☐ Ich möchte die SportPraxis noch intensiver kennenlernen und bestelle ein Mini-Abo über zwei aktuelle Doppelhefte (4 Ausgaben) für nur €9,95 inkl. Versandkosten. Als „Dankeschön" erhalte ich kostenlos das Poster „Fitness-Studio Sporthalle", das ich in jedem Fall behalten kann.

Nur wenn Sie bis spätestens 14 Tage nach Erhalt des Testheftes bzw. des letzten Heftes meines Mini-Abos keine anders lautende Nachricht von mir erhalten haben, wünsche ich die SportPraxis weiterhin im Abonnement zum Preis von € 46,50* (ermäßigt €39,50*, Bescheinigung beilegen) für 12 Monate zzgl. Porto zu beziehen und erhalte dann noch ein attraktives Begrüßungsgeschenk.

Absender:

Name

Straße

PLZ/Ort

Datum Unterschrift

Garantie: Ich habe das Recht, diese Bestellung innerhalb von 14 Tagen (Poststempel) schriftlich beim Verlag zu widerrufen. Zeitschriften-Abonnements können jederzeit zum Ende der Abonnementslaufzeit, spätestens jedoch 2 Monate vorher (Datum des Poststempel), gekündigt werden. Die Kenntnisnahme bestätige ich mit meiner

zweiten Unterschrift

Bitte freimachen falls Marke zur Hand

Deutsche Post
ANTWORT

Limpert Verlag GmbH
Redaktion SportPraxis
Industriepark 3
56291 Wiebelsheim
DEUTSCHLAND

Schuba/Hauser • **Aerobic**

Violetta Schuba / Sara Hauser

Aerobic und Step Aerobic

2. Auflage

Limpert Verlag Wiebelsheim

Die Angaben in diesem Buch sind von den Autorinnen und dem Verlag sorgfältig erwogen und geprüft, dennoch kann keine Garantie übernommen werden. Eine Haftung der Autorinnen bzw. des Verlags und seiner Beauftragten für Personen-, Sach- und Vermögensschäden ist ausgeschlossen.

Bibliografische Information der Deutschen Nationalbibliothek
Die Deutsche Nationalbibliothek verzeichnet diese Publikation in der Deutschen Nationalbibliografie; detaillierte bibliografische Daten sind im Internet über http://dnb.d-nb.de abrufbar.

2. Auflage 2012
© 2003, 2012, by Limpert Verlag GmbH, Wiebelsheim
www.verlagsgemeinschaft.com

Das Werk einschließlich aller seiner Teile ist urheberrechtlich geschützt. Jede Verwertung außerhalb der engen Grenzen des Urheberrechtsgesetzes ist ohne Zustimmung des Verlages unzulässig und strafbar. Dies gilt insbesondere für Vervielfältigungen auf fotomechanischem Wege (Fotokopie, Mikrokopie), Übersetzungen, Mikroverfilmungen und die Einspeicherung und Verarbeitung in elektronischen und digitalen Systemen (CD-ROM, DVD, Internet, etc.).

Umschlagfotos: Wolfgang Hartmann; FLEXI-Sports, München; iStockphoto.com - Eliza Snow, erel photography, Dragan Trifunovic
Fotos innen: Wolfgang Hartmann
Druck und Verarbeitung: FLORJANC´IC´ TISK d.o.o, Slovenia
ISBN 978-3-7853-1869-0

Inhalt

B Praxis

Vorwort

Aufgrund des zu Recht häufig beklagten Bewegungsmangels hat der Gesundheitssport in unserer Gesellschaft in den letzten Jahren einen immer größeren Stellenwert eingenommen. Nie zuvor war Bewegung in der Gesundheitsförderung von derartiger Wichtigkeit. Zugleich bieten uns Aerobic und Step Aerobic die Möglichkeit, Bewegungen und Spaß miteinander zu verbinden und somit unsere Gesundheit zu fördern.

Aerobic und Step Aerobic sind seit mehreren Jahren fester Bestandteil im Sportangebot, in Sportvereinen ebenso wie in Fitness-Studios. Bereits vor über zwei Jahrzehnten machte sich Aerobic als Ausdauergymnastik mit Musik einen Namen und wurde bis zum heutigen Tag weiter entwickelt, so dass man heute mit Fug und Recht sagen kann, dass Aerobic und Step Aerobic als ganzheitliches Training ein wertvoller Gesundheitssport sind.

Dieses Buch richtet sich an alle Aerobic- und Step Aerobic-Trainer und Übungsleiter und alle, die dies werden wollen. Es soll Basiswissen bezüglich der Schritttechniken, des Arbeitens mit Musik und des Zusammensetzens einer Trainingstunde vermitteln. Über dieses Basiswissen hinaus werden viele praktische Beispiele, wie z. B. Choreographieblöcke, Übungen zu Muskelkräftigung, -stabilisierung und -dehnung angeboten, sowie komplette Stundenbilder aufgezeigt.

Besonderen Dank richten wir an die Firma TOGU sowie FLEXI-BAR für die finanzielle Unterstützung. Herzlich danken möchten wir unserem Fotografen Wolfgang Hartmann für die ausgezeichneten Fotos.

Unser größter Dank gilt schließlich unseren Familien für ihre Hilfe und Unterstützung.

Maintal, Mai 2006

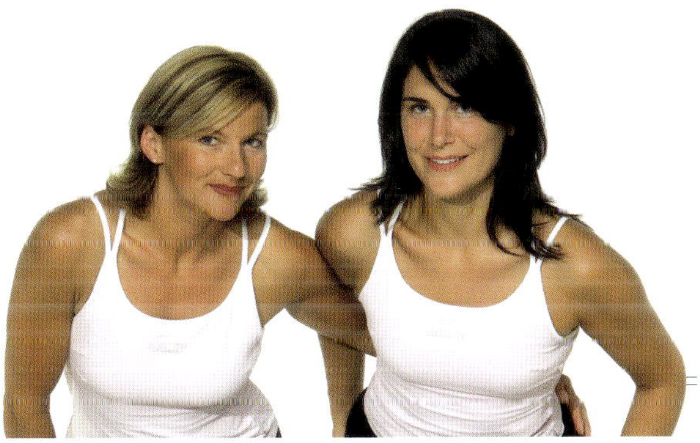

Violetta Schuba und Sara Hauser

1 Gesundheitssport

Zu den ältesten Bildungszielen des Sports gehört die Förderung der körperlichen Leistungsfähigkeit und die Gesundheitserhaltung. Viele Menschen treiben Sport, um das allgemeine Wohlbefinden zu erhalten. Doch nicht unter allen Bedingungen fördert Sport Gesundheit und Wohlbefinden. So steht z. B. im Wettkampf- und Leistungssport die Gesundheit des Sportlers nicht zuletzt aufgrund der hohen Trainingsbelastungen, die zu Überlastungsschäden führen können, gewiss nicht im Vordergrund.

Gesundheit wird nach der World-Health-Organisation (WHO) wie folgt definiert:

> *„Gesundheit ist der Zustand des vollständigen körperlichen, geistigen und sozialen Wohlbefindens und nicht nur das Freisein von Krankheiten."*

Zwar kann ein erfolgreich abgeschlossener Wettkampf zum geistigen Wohlbefinden beitragen, er kann aber auch die körperliche Gesundheit negativ beeinflussen. Die Eingliederung in eine Sportmannschaft kann das soziale Wohlbefinden stärken, sie muss aber nicht zwangsläufig die gesundheitliche Komponente fördern. Sport und Gesundheit lassen sich also nicht immer in Zusammenhang bringen, wenn es darum geht das körperlich, geistige und soziale Wohlbefinden zu fördern.

In den achtziger Jahren rückte mit der „Charta der 1. Internationalen Konferenz zur Gesundheitsförderung, Ottawa, 1986" ein Gesundheitsverständnis in den Vordergrund, in dem nicht nur die Förderung der physischen, sondern auch der psychischen und sozialen Gesundheitsressourcen an Bedeutung gewinnt.

Als Gesundheitsressourcen bezeichnet man Faktoren, die den Menschen gesund erhalten und seine Gesundheit fördern. So haben z. B. gesundheitsbewusste Verhaltensweisen, wie Bewegung, Ernährung und Hygiene, und ein intaktes soziales Umfeld einen stärkenden Einfluss auf die Gesundheitsressourcen.

Nach BREHM (2001) lassen sich folgende Ziele der Gesundheitsförderung nennen:

- systematische Gesundheitsförderung in Verbindung mit der Minderung bzw. Meidung von Risikofaktoren und einer effektiven Bewältigung von Beschwerden und Missbefinden;
- Förderung des Gesundheitsverhaltens, d.h. die Fähigkeit entwickeln, selbst Kontrolle über die Gesundheit auszuüben;
- Förderung gesunder Verhältnisse und Optimierung der Umweltbedingungen.

In Anlehnung an diese Ziele gilt es, systematisch die physischen, psychischen und sozialen Gesundheitsressourcen zu stärken, Beschwerden und Missbefinden zu bewältigen, Risikofaktoren zu mindern, eine Bindung an gesundheitssportliche Aktivitäten aufzubauen und eine Verbesserung der Bewegungsverhältnisse anzustreben:

Mit der Stärkung der **physischen Gesundheitsressourcen** ist die Förderung und Beibehaltung der körperlichen Aktivität gemeint. Es gilt, Ressourcen und Anforderungen im Gleichgewicht zu halten.

Psychosoziale Ressourcen haben Einfluss auf das Wohlbefinden und beinhalten z. B. alltägliche Gefühle, wie gute Laune, Deprimiertheit, Ärger, Ruhe oder Erregtheit. Ziel ist das Entwickeln eines positiven Körperkonzepts.

Auch der **kognitive Aspekt** spielt eine wichtige Rolle in der Verbesserung der subjektiven Lebensqualität. Beispielsweise ist es sinnvoll, Kenntnisse über die Wirkung des Trainings der verschiedenen Fähigkeitsbereiche zu besitzen, um den Grund der Durchführung sportlicher Aktivitäten verstehen zu können. Zu den kognitiven Aspekten gehören auch Kenntnisse zur sportlichen Aktivität (Dauer und Intensität einer Übungseinheit, Kenntnisse bezüglich der Atemtechniken und der Durchführung von Entspannungs- und Lockerungsübungen). Es ist einfacher, sich für Bewegung zu motivieren, wenn man weiß, welchen Sinn einzelne Übungseinheiten haben und welche Konsequenzen man erwarten kann (z. B. „eine sportliche Figur bekommen").

Durch die Bildung von Sportgruppen können auch das **soziale Netz** erweitert und **soziale Ressourcen** gestärkt werden, was zur Gesundheitserhaltung nicht unwesentlich beiträgt.

Unter „Bewältigung von Beschwerden und Missbefinden" versteht man das **Minimieren von Beschwerden**, wie z. B. Kopf- oder Gliederschmerzen, Rückenleiden, Schlafstörungen und psychosomatischen Problemen.

Die **Verminderung von Risikofaktoren** bezieht sich beispielsweise auf das Reduzieren von Bluthochdruck, Übergewicht, erhöhte Blutzuckerwerte etc.

Weiter ist der Aufbau einer **Bindung** an gesundheitssportliche Aktivitäten von Wichtigkeit. Es ist ratsam eine langfristige Bindung anzustreben, d.h. über einen langen Zeitraum oder besser der gesamten Lebensspanne, regelmäßig gesundheitsorientierte sportliche Aktivitäten durchzuführen.

Die Verbesserung der Bewegungsverhältnisse bezieht sich auf das **qualitative Angebot**. Darunter versteht man das Einbinden qualifizierter ÜbungsleiterInnen sowie adäquater Räumlichkeiten und Sportgeräte, Sicherung der Qualität durch wissenschaftliche Evaluationen.

1.1 Inhalte des Gesundheitssports

In diesem Buch wird primär auf die physische Gesundheitswirkung eingegangen. Die Stärkung physischer Gesundheitsressourcen steht in Gesundheitssportangeboten im Vordergrund. Gesundheitssport kann also als ein Teilbereich der Gesundheitsförderung angesehen werden.

Um die physischen Gesundheitsressourcen zu stärken, ist es von Wichtigkeit, den Organismus widerstandsfähig und gesund zu erhalten. Dies gelingt durch ein gezieltes Herz-Kreislauf-Training und durch positive Beeinflussung des Haltungs- und Bewegungsapparates. Es gilt folgende Fähigkeiten zu schulen bzw. zu fördern:

- Ausdauerfähigkeit
- Kraftfähigkeit
- Dehnfähigkeit
- Koordinationsfähigkeit
- Entspannungsfähigkeit

Diese Fähigkeiten können durchaus in einer Trainings- oder Übungseinheit von 60 bzw. 90 Minuten angesprochen werden. Die fünf Fähigkeitsbereiche sollten über die gesamte Lebensdauer trainiert und geschult werden. Bereits eine moderate Trainingsintensität kann ausreichend für die gute Entwicklung der einzelnen Bereiche sein. Wichtiger als die Intensität ist aber die Kontinuität des Trainings.

2 Trainingsgrundlagen

In der Trainingslehre werden fünf motorische Grundfähigkeiten unterschieden: Ausdauer, Kraft, Schnelligkeit, Beweglichkeit und Koordination.

Bei jeder Sportart herrscht eine Mischform aus drei, vier oder fünf motorischen Grundfähigkeiten vor, wobei meistens ein Belastungsfaktor überwiegt.

Bei Aerobic und Step werden vor allem Ausdauer, Kraft, Beweglichkeit und Koordination geschult, trainiert und verbessert. Im Folgenden werden einige Hinweise zum Training der einzelnen Fähigkeiten gegeben, die auch für Aerobic und Step Gültigkeit haben.

2.1 Ausdauer

Was sind die positiven Auswirkungen eines ausdauerorientierten Trainings?

- **Herz:** Ökonomisierung der Herzarbeit, Vergrößerung des maximalen Schlag- und Herzminutenvolumens, Absinken des Ruhepulses, Vergrößerung der maximalen Sauerstoffaufnahmefähigkeit
- **Atmung/Lunge:** Vergrößerung des Atemminutenvolumens, Verbesserung der Atemökonomie
- **Blut/Gefäßsystem:** Bessere Versorgung der Muskulatur mit Sauerstoff, Arterioskleroseprophylaxe, Abnahme des Blutfettspiegels, geringere Thromboseneigung
- **Muskulatur:** Verbesserung der Durchblutung, der Sauerstoffaufnahme und -speicherung
- **Immunsystem:** Stärkung des Immunsystems, Prophylaxe gegen Tumorerkrankungen
- **Risikofaktoren:** Prophylaxe von Herz-Kreislauf-Erkrankungen
- **Psyche:** Stressabbau, Steigerung des Selbstbewusstseins, Wohlbefinden
- **Regeneration:** Verbesserte Regenerationsfähigkeit
- **Körperformung:** Körpergewichtsreduktion, Veränderungen im Stoffwechsel, die der Speicherung von Fett entgegenwirken, Appetitmangel nach dem Training, durch Sport verursachte, längere „essfreie“ Zeitspanne

Tab.: Kalorienverbrauch bei verschiedenen Aktivitäten (ca. 60 min)

Sportarten/Aktivitäten	50 kg	80 kg
Aerobic/Tanzen	ca. 320	ca. 570
Hantel-Workout	ca. 550	ca. 888
Inlineskating	ca. 360	ca. 570
Joggen (12 km/h)	ca. 620	ca. 980
Putzen	ca. 190	ca. 300
Unkraut jäten	ca. 220	ca. 340

Empfohlen wird ein Kalorieverbrauch durch sportliche Aktivitäten von etwa 1.500-2.000 Kalorien pro Woche.

Was ist beim Ausdauertraining zu beachten?

- Wählen Sie eine Ausdauersportart, die Ihnen Spaß macht.
- Beginnen Sie langsam und steigern Sie sich mäßig, so dass die Beanspruchungsdauer etwa 45-90 min beträgt. Als Neueinsteiger besuchen Sie Kurse für Anfänger, um Überbeanspruchung des Körpers und der Psyche

zu vermeiden. Bei komplizierten Choreographien für Fortgeschrittene können sehr schnell Frustrationen auftreten und der Spaß an der Bewegung kann sehr schnell gemindert werden.

- Die wichtigste Steuergröße für die Belastungsintensität bei Ausdauersportarten ist die **Herzfrequenz**. Das Training sollte im aeroben Bereich (60-80% der max. Herzfrequenz) absolviert werden. (Max. Herzfrequenz beim Mann 220 – Lebensalter, bei der Frau 226 – Lebensalter)
- Ausdauertraining ist in jedem Alter möglich. Ab dem 35. Lebensjahr ist vor dem Einstieg eine sportärztliche Untersuchung zu empfehlen.
- Nur ein regelmäßiges Ausdauertraining bringt Erfolge mit sich. (1-2 x pro Woche = Minimalprogramm; 3-4 x pro Woche = Optimalprogramm)
- Größere Trainingspausen führen schnell zu einer Verringerung der Leistungsfähigkeit.
- Bei grippalen Infekten mit Fieber sollten Sie jegliche Belastung vermeiden.
- Die letzte Mahlzeit sollte etwa ein bis zwei Stunden vor dem Training liegen.
- Bei der Ausrüstung sollten Sie hauptsächlich auf gutes Schuhwerk achten, das durch eine gelenkschonende Dämpfung im Ballen- und Fersenbereich charakterisiert ist.
- Adipöse Menschen und Personen mit orthopädischen Problemen im Bereich der großen Gelenke (Hüfte, Knie) sollten eher auf eine andere Trainingsart als Aerobic und Step Aerobic umsteigen, bei der das Körpergewicht reduziert wird. Empfohlen wird z. B. Walking, Nordic-Walking, Schwimmen oder Rad fahren.
- Am Ende jeder Trainingseinheit sollte ein lockeres Auslaufen (Cool-down) und Nachdehnen stattfinden, damit die Regeneration schneller erfolgt. Ein Endspurt ist aus trainings- und sportmedizinischen Gründen wenig sinnvoll, weil hohe Laktatwerte produziert werden, die die Regeneration negativ beeinflussen können.

2.2 Kraft

Was sind die positiven Auswirkungen des Krafttrainings?

In der Prävention:

- Erhalt und Verbesserung der allgemeinen Leistungsfähigkeit und der Belastbarkeit des Stütz- und Bewegungsapparats.
- Vorbeugung gegen Haltungsschwächen, Rückenbeschwerden, Osteoporose, arthritische Veränderungen, muskuläre Dysbalancen.
- Stabilisierung des passiven Bewegungsapparats sowie Erhöhung der Festigkeit und Belastbarkeit von Sehnen, Bändern und Knochen.
- Kompensation der Kraftabnahme im Altersgang.

In der Rehabilitation:

- Verringerung von Beschwerden bei chronischen Erkrankungen wie Rücken- oder Knieschmerzen.
- Verbesserung des Heilungsprozesses nach Verletzungen, wie z. B. Bandscheibenvorfällen, Bänderrissen, Knochenbrüchen, ...
- Rascher Wiederaufbau der Leistungsfähigkeit nach längerer, verletzungsbedingter Immobilisationsphase (Ruhigstellung).

Leistungssteigerung:

- Optimale Kraftfähigkeit und Kraftzuwachs ist eine Voraussetzung für jede Sportart.
- Bei muskulären Dysbalancen, die auf Grund einer Sportart entstehen, ist Krafttraining als Kompensation für nicht speziell trainierte Muskelgruppen notwendig.

Körperformung:

- Aufbau der Muskelmasse.
- Gewebestraffung und Profilierung der Muskulatur.
- Verringerung des Fettanteils.
- Gewichtsreduktion (von der Trainingsmethode abhängig).

- Bei Untergewicht Steigerung des Körpergewichts.

Psyche:

- Steigerung des Selbstbewusstseins.
- Entwicklung von Körperbewusstsein und Verbesserung der Körperwahrnehmung.

Was ist beim Krafttraining zu beachten?

- Aufwärmphase: 5- bis 15-minütige Aufwärmphase zur Lockerung der Muskulatur und somit zur Vorbeugung von Verletzungen. Die Aufwärmphase (siehe: Aerobic-Grundschritte) kann z. B. durch ein lockeres Gehen auf der Stelle, das Heben der Knie bis max. auf Hüfthöhe, das Heben der Beine zur Seite, ... gestaltet werden. Mit den Schultern/Armen (siehe: Aerobic-Armgrundbewegungen) können kleine Kreise mit zunehmender Bewegungsamplitude nach hinten vorsichtig ausgeführt werden.
- Trainingshäufigkeit: anfangs 3-5 x pro Woche, bis Sie mit dem Ergebnis zufrieden sind. Zur Erhaltung der Fitness sollten Sie 3 x in der Woche trainieren.
- Die Dosierung: 10-30 und mehr Wiederholungen, 2-6 Serien, Pause von etwa 1-5 Minuten. In der Pausenzeit kann eine andere Muskelgruppe oder die andere Körperseite trainiert werden.
- Ohne Stress trainieren: Vermeiden Sie zu große Belastungen, die den Körper „stressen“, sonst besteht die Gefahr, dass Sie die Trainingsperiode nicht durchhalten.
- Anzahl der Übungen: Je mehr Muskelgruppen Sie trainieren, desto effektiver sind die Trainingsfortschritte. Wählen Sie jedoch die zuerst vorgestellten Übungen (Prioritätenkatalog).
- Zusatzgeräte: Z. B. PHYSIOTUBE Basic pro (von *SCHMIDT* sports), dem AERO-STEP XL (von TOGU) oder leichten Hanteln 500-1.000 g (eine kleine Plastikflasche, mit Sand oder Wasser gefüllt). Sie können ebenfalls ohne Geräte die Übungen ausführen, wobei die Intensität oftmals geringer ist. Die Übungen ohne Zusatzgeräte sollten mit Kraft und Spannung in der Muskulatur ausgeführt werden. Im Praxisteil können Sie zwischen beiden Varianten wählen.

2.3 Koordination

Koordinative Fähigkeiten sind die Grundlage jeder menschlichen Bewegung und somit für das Erlernen, Steuern und Anpassen von Bewegungen unerlässlich. Koordination ist auch als zentraler Faktor der motorischen Leistungsfähigkeit zu sehen, denn erst ihre Wirkung führt zum Nutzen aller anderen konditionellen motorischen Grundeigenschaften wie Kraft, Ausdauer, Schnelligkeit und Beweglichkeit. Das Erreichen einer gewollten Bewegung durch eine ökonomische Bewegungsqualität ist das Ziel. Je höher die koordinativen Fähigkeiten sind, um so ökonomischer und präziser erfolgt der Bewegungsablauf. Das bedeutet einen verminderten Energie- und Kraftaufwand und eine geringere Ermüdbarkeit.

Man geht davon aus, dass die Entwicklung der koordinativen Systeme bis zum 13. Lebensjahr abgeschlossen sind. Das bedeutet wiederum, dass sich die Qualität der Koordination zwischen dem 6.-12. Lebensjahr um so mehr entwickelt, je größer die gestellten Anforderungen sind. Mit zunehmendem Alter wird die organische Bereitschaft zur Erlernung von neuen koordinativen Aufgaben langsamer. Dies bedeutet aber nicht, dass für ältere Menschen keine koordinative Schulung mehr möglich ist. Die Erwartungen im Lernprozess müssen entsprechend niedriger angesetzt werden. Je mehr die koordinativen Fähigkeiten im Kindesalter geschult werden, je mehr sie im Verlauf eines Lebens immer wieder trainiert werden, um so höher sind sie im Alter. Dies führt zu mehr Selbstbewusstsein, Selbstsicherheit, bessere Anpassung an Situationen, zur Erhöhung der konzentrativen sowie der körperlichen Leistungsfähigkeit und dadurch zu mehr Beweglichkeit und Lebensfreude.

Aerobic und Step Aerobic gehören zu den koordinativ anspruchsvollen Sportarten. Eine Bewegungsharmonie, die unter anderem weniger Krafteinsatz erfordert, kommt dann zustande, wenn die Merkmale wie:

- Rhythmisierungsfähigkeit
- Differenzierungsfähigkeit
- Kopplungsfähigkeit
- Reaktionsfähigkeit
- Orientierungsfähigkeit
- Gleichgewichtsfähigkeit
- Anpassungsfähigkeit
- Antizipationsfähigkeit

in einem ausgewogenen Verhältnis zueinander stehen.

Auch die Fähigkeit zur präzisen Bewegungsregulation, die Fähigkeit zur Koordination unter Zeitdruck, sowie die Fähigkeit zur situationsadäquaten motorischen Umstellung und Anpassung stehen im Vordergrund.

Die Koordination beschreibt das Vermögen, in den verschiedensten Situationen sicher und ökonomisch zu reagieren, ohne dabei die Gelenkstabilität und Körperbalance zu verlieren und ist somit unabdingbar für die Aktivitäten des täglichen Lebens.

2.4 Beweglichkeit

Beweglichkeit sollte eher optimal als maximal entwickelt werden. Beurteilt wird sie anhand der maximal möglichen Bewegungsamplitude eines Gelenksystems. Eine zu große Beweglichkeit mangels Gelenkstabilität kann zur Hypermobilität führen.

Was sind die positiven Auswirkungen des Beweglichkeitstrainings?

- Erreichen des optimalen Gelenkwinkels
- Prävention und Ausgleich muskulärer Dysbalancen
- Verbesserung der Entspannungsfähigkeit des Muskels
- Verbesserte Regeneration des Muskels nach Betätigung
- Beschleunigung der Rehabilitation nach Verletzungen
- Steigerung der Zugtoleranz des Muskels
- Abbau von Muskelverspannungen

Auf dem sportlichen Sektor werden gute Erfahrungen mit Dehnübungen gemacht. Die Erklärungsansätze über ihre Wirkung entbehren aber oft jeder Grundlage. Die Autorinnen vertreten dennoch aufgrund ihrer Erfahrungen die Meinung, dass gedehnt werden sollte. Damit die Beweglichkeit nicht abnimmt, müssen wiederholt Bewegungen im maximalen Bewegungsradius ausgeführt werden. So erhält der Körper über die Rezeptoren die nötigen Signale über das vorhandene Bewegungsausmaß.

Wie und wann sollte gedehnt werden?

Zur Vorbereitung auf eine sportliche Tätigkeit sind dynamische Dehnformen zu empfehlen, da sportliche Bewegungsabläufe ebenfalls dynamisch sind.

Reine statische Dehnformen erlauben eine bessere Bewegungskontrolle und die auftretenden Kräfte auf das Gelenk sind geringer. Es kann jedoch bei einer zu intensiven und zu langen Dehnform schnell zur Minderdurchblutung und Aktivitätsverlangsamung der Muskulatur kommen. Eine Mischung aus Statik und Dynamik unterstützt wiederum die Blutversorgung im Muskel.

Der richtige Zeitpunkt des Dehnens hängt von der Zielsetzung ab. In den Trainingseinheiten gibt es drei Phasen, in denen das Dehnen sinnvoll erscheint:

1. **Vordehnen** (Pre-Stretch)
2. **Nachdehnen** (Post-Stretch)
3. **Stretch-Training**

In der Aufwärmphase, die abhängig von der Sportart ist, soll geprüft werden, ob die Hauptphase eine für die Muskulatur maximale Bewegungsamplitude beinhaltet. Wenn JA, dann wird die Muskulatur auf die zu erwartende Dehnungsspannung vorbereitet, indem man sie dynamisch vordehnt. Wenn NEIN, dann kann man auf das **„Vordehnen“** verzichten und sich auf eine gute Aufwärmphase mit Stabilisationstraining im Anschluss konzentrieren.

Das **Nachdehnen (Post-Stretch)** spielt im Fitness-, Präventions- und Rehabilitationsbereich eine sehr große Rolle. Es dient in erster Linie dem Beweglichkeitserhalt. Zu den zu dehnenden Muskelgruppen des Nachdehnens zählen:

- Nackenmuskulatur (M. trapezius – absteigender Anteil)
- Brustmuskulatur (M. pectoralis major)
- Oberschenkelrückseite (ischiocrurale Muskelgruppe)
- Oberschenkelvorderseite (M. rectus femoris)
- Adduktoren
- Wadenmuskulatur (M. gastrocnemius)

Welche Dehnmethode beim „Nachdehnen“ gewählt wird, ist unserer Meinung nach sekundär. Um eine Minderdurchblutung der Muskulatur zu verhindern, empfehlen wir jedoch eine Kombination des statischen (jedoch unter 10 Sekunden) und dynamischen Dehnens. In der Fachsprache wird diese Dehnvariante „bewegt - statisches Dehnen“ (nach Karin ALBRECHT) genannt. Nach ca. 10 Sekunden statischen Dehnens wird die Dehnposition minimal verändert. Es werden geringe Dehnreize im Bereich der **„Dehnschwelle“** und bis zur **„Dehngrenze“** dynamisch ausgeführt und weitere 10 Sekunden gehalten. Die Gesamtdauer beträgt 30-90 Sekunden.

Die Zielsetzung des **„Stretch-Trainings“** ist die Beweglichkeitssteigerung. Die Dauer beträgt nicht nur wenige Minuten, sondern kann sich bis zu 30-45 Minuten und länger, als eigene Unterrichtseinheit, erstrecken. Dieses intensive Dehntraining sollte, abhängig von der Belastungsintensität, vor allem im Krafttraining, erst nach ca. 30-60 Minuten oder sogar 24 Stunden (bei Maximalkrafttraining) absolviert werden, weil die Muskulatur eine Erholungsphase benötigt.

Zu den Pflichtbereichen kommen weitere hinzu:

- Gesäßmuskulatur (M. gluteaus maximus)
- Bauchmuskulatur
- Triceps (M. triceps brachii)
- Biceps (M.biceps brachii)
- Unterarmmuskulatur
- Unterschenkelmuskulatur

Die Wahl der Dehnmethode und der zeitliche Umfang beim Stretch-Training sind von der Sportart sowie der Belastungsintensität abhängig.

3 Stundenaufbau in der Aerobic und Step Aerobic

Eine Aerobic- oder Step Aerobic-Einheit beinhaltet das Training der motorischen Komponenten Ausdauer, Kraft, Beweglichkeit und Koordination. Ein Entspannungstraining kann gegen Ende einer Aerobic- und Step Aerobic-Einheit angeschlossen werden, z. B. vor oder nach der Post-Stretch Phase.

Der Stundenverlauf kann wie folgt gegliedert werden:

- Warm-up
- Cardio-Teil
- Cool-down I
- Workout
- Cool-down II
- Post-Stretch

3.1 Warm-up

In der ersten Phase erfolgt ein Aufwärmtraining mit typischen Aerobic Schritten. Der Körper wird auf die folgende körperliche Belastung vorbereitet. Die Muskeln werden bewegt und dadurch die Gelenke mobilisiert. Wichtig sind Ganzkörperbewegungen, damit die gewünschte Erwärmung eintritt. Für das Warm-up können Schritte verwendet werden, die keine Sprungbelastung mit sich führen und keine Drehungen beinhalten. Geeignete Schrittmuster der Aerobic, die weiter hinten näher erklärt werden, sind:

Step Touch, Step Leg Curl, Step Knee Lift, V–Step, Double Step Touch, Knee Lift, Side to Side, Mambo, Push Touch, March, Walk.

In der Step Aerobic werden ebenfalls Schrittmuster der Aerobic verwendet. Soll das Step im Aufwärmtraining mit einbezogen werden, so erfolgt dies erst im letzten Drittel des Warm Up.

Der zeitliche Rahmen beträgt zwischen 7 und 10 Minuten.

3.2 Cardio-Teil

Im Cardio-Teil steht das Herz-Kreislauf-Training im Vordergrund. Typische Aerobic oder Step Aerobic-Schritte werden zu Choreographien zusammengefasst und dem Teilnehmer systematisch beigebracht. Dadurch wird das Ausdauertraining gewährleistet. Bei einer Trainingseinheit von 60 Minuten beträgt der zeitliche Umfang des Cardio-Teils zwischen 20 und 30 Minuten. Für ein gutes Herz-Kreislauf-Training sind Ganzkörperbewegungen notwendig. Die Bewegungen müssen mit einer hohen Muskelspannung durchgeführt werden, damit ein gewisses Maß an Intensität erreicht werden kann.

3.3 Cool-down I

Die erste Abwärmphase dient dazu, die Herz-Kreislauf-Belastung nach dem Cardio-Training zu reduzieren und so die Herzfrequenz wieder zu senken. Dies geschieht durch einfache Schritte von niedrig-intensiver Intensität. Sprünge und Schritte, die das Herz-Kreislauf-System stark aktivieren, sind hierfür nicht geeignet.

Die Stilrichtung ist dagegen frei wählbar. So kann das Cool-down I aus leichten Schrittkombinationen, aus Hip Hop, Funky oder Latin-Dance bestehen. Der zeitliche Rahmen beträgt ca. fünf Minuten.

3.4 Workout

Im Workout werden Übungen aus der funktionellen Gymnastik angewandt, um die Muskulatur zu kräftigen. Die Übungen können sowohl im Stand als auch im Liegen durchgeführt werden. Ziel ist hierbei das Training der Kraftausdauer. Je nach Länge der Cardio-Phase beträgt der zeitliche Umfang des Workout-Teils zwischen 10-20 Minuten.

3.5 Cool-down II

Nach der Muskelkräftigung finden im Cool-down II Lockerungsübungen statt. Ziel ist es, durch leichte, lockere Bewegungen die Durchblutung der Muskulatur zu gewährleisten und damit den „Abtransport" der Stoffwechselendprodukte zu fördern. Die Lockerungsübungen nehmen etwa 2-3 Minuten Zeit nach dem Workout in Anspruch.

3.6 Post-Stretch

Die Post Stretch Phase ist die Phase des Nachdehnens. Die Muskulatur wird nach der vorhergegangenen Beanspruchung in seine Ursprungsform gebracht und nur leicht gedehnt. Die Dehnungen erfolgen bei sehr geringer Intensität, um den bereits ermüdeten Muskel nicht zu verletzen. Nach ALBRECHT (2001) empfiehlt es sich nach sportlicher Belastung fünf Pflichtdehnbereiche zu dehnen, zuzüglich der Muskelgruppen, die im Cardio- oder Workout-Training besonders beansprucht wurden (vgl. auch Kapitel 2.4 und 14).

4 Körperhaltung

Eine gute, aufrechte Körperhaltung ist eine wichtige Voraussetzung, um Bewegungen „gesund“ durchführen zu können. Die optimale Grundhaltung führt zu einer physiologisch korrekten Belastung der passiven Strukturen des Körpers. Dazu gehören z. B. Bänder, Sehnen, Knorpel und Bandscheiben. Des Weiteren wird die Muskulatur angesteuert, die die Aufrichtung im Körper und die Sicherung der Gelenke gewährleistet bzw. fördert. Eine gute Körperhaltung ist die Basis für jede Art des Trainings im Gesundheitssport. Der Körper wird in seinen physiologischen Positionen gehalten und somit entlastet. Die Gelenkstabilisierung erfolgt durch Ansteuerung des aktiven Bewegungsapparats.

Gute, aufrechte Körperhaltung im Stand

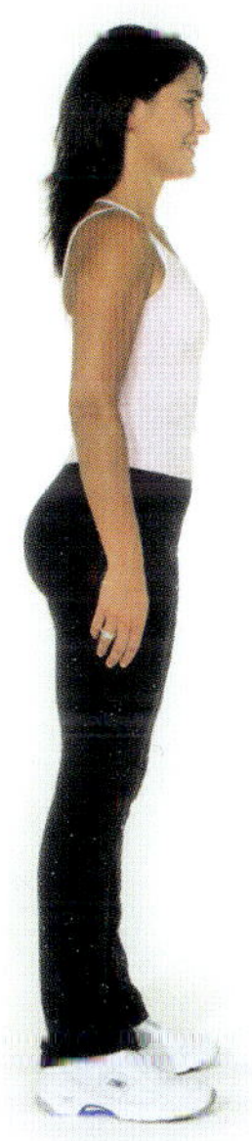

„Eine aufrechte Haltung, die Sinn macht und gesund ist, wirkt immer der Schwerkraft entgegen. Es ist eine Körperhaltung, in der die Gelenke in ihrer anatomisch–physiologischen Form belastet werden.“ (aus: ALBRECHT, K.; 2003, 20)

Merkmale einer guten, aufrechten Körperhaltung:

- Im Stand soll das Körpergewicht gleichmäßig auf den ganzen Fuß verteilt werden, nämlich auf Großzehballen, Kleinzehballen und Ferse. Diese Verteilung bezeichnet man als „Drei-Punkte-Belastung“. Die Beine sind hüftbreit auseinander gestellt, Fußspitzen zeigen nach vorne oder leicht nach außen.
- Die Knie sind minimal gebeugt („entriegelt“). Die Stabilisierung erfolgt dadurch muskulär.
- Eine neutrale Beckenstellung begünstigt die natürliche Lendenlordose. Ziel ist die Erhaltung der natürlichen (!) Lendenlordose, denn die natürlich geschwungene Form der Wirbelsäule hat positiven Einfluss auf die Pufferwirkung. Ist das Becken aufgerichtet, so wird die Lendenwirbelsäule aus ihrer natürlichen Lordose gebracht und abgeflacht.

Positionierung mit Überhang

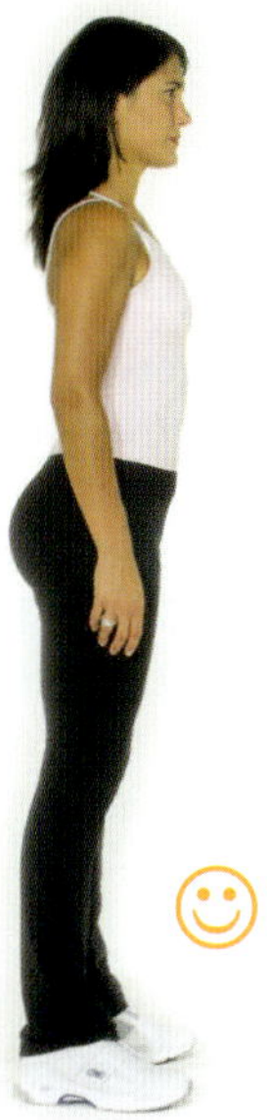

Eine physiologische Stellung im Schultergelenk wird durch die Brustbeinhebung und die Außenrotation des Oberarms im Schultergelenk bewirkt. Die Schulterblätter bleiben

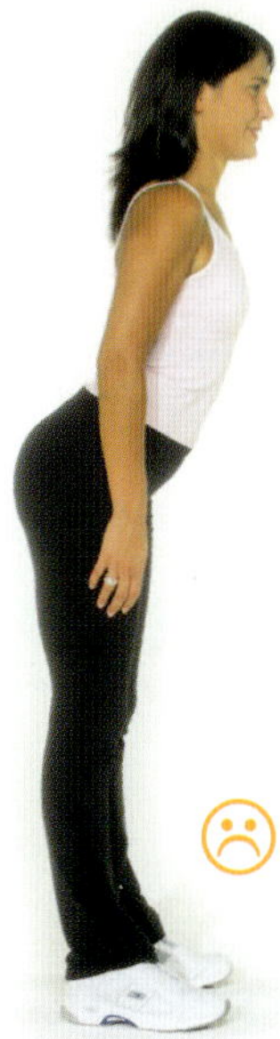

Ein gekipptes Becken dagegen führt zu einer Hyperlordose der Lendenwirbelsäule. Hier mit Überhang.

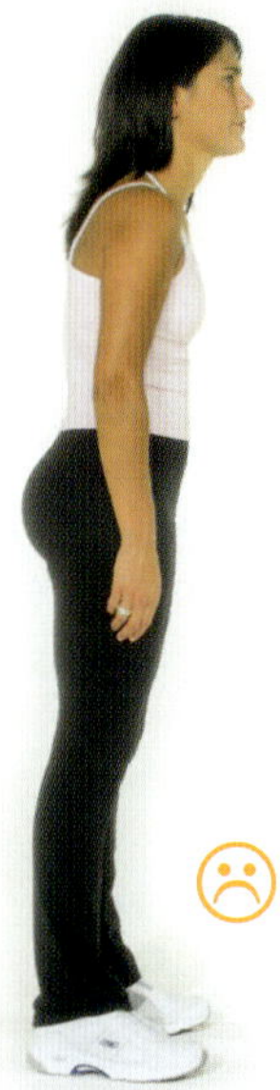

Eine Brustbeinsenkung führt zur innenrotierten Haltung der Arme im Schultergelenk.

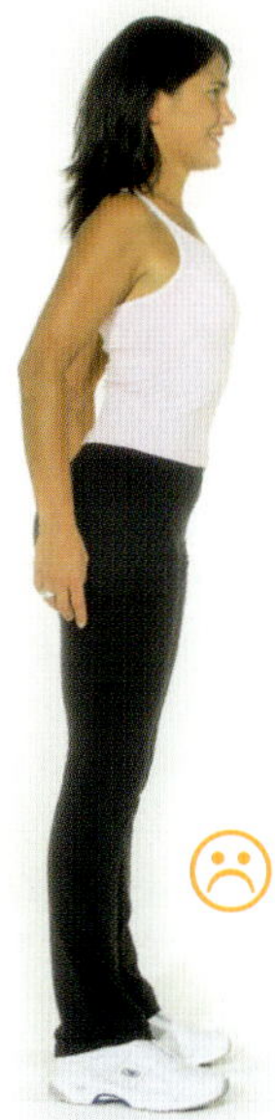

Auch eine Überkorrektur der Brustbeinhebung kann zur Folge haben, dass neutrale Positionen nicht eingehalten werden können. Das geschieht zum Beispiel durch das nach hinten Ziehen der Schultern.

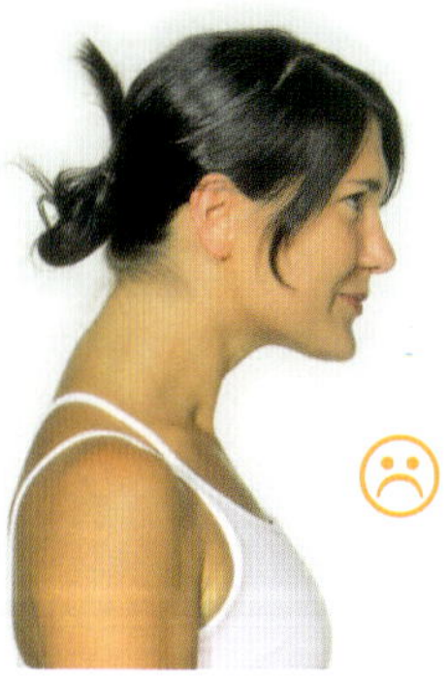

Auch die Kopfposition trägt zu einer guten Haltung bei. Durch ausweichende Bewegungen, wie z. B. das Kinn nach vorne schieben

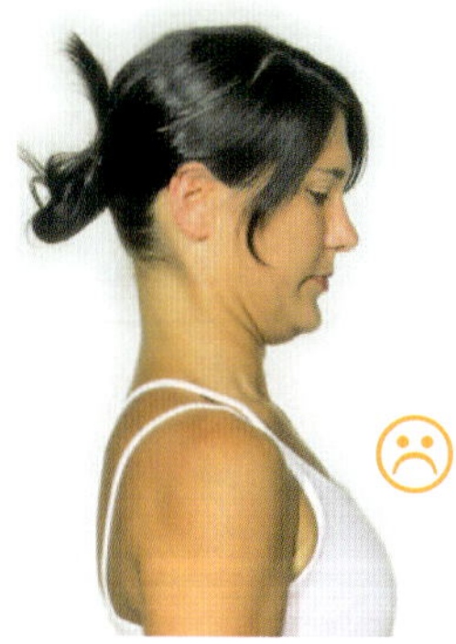

oder der übertriebenen Nackenstreckung kann es zu übermäßigen Belastungen und Verspannungen im Bereich der Halswirbelsäule kommen.

Ebenso können dadurch Verengungen zwischen den Halswirbelkörpern entstehen, was ein Zusammendrücken der Blutgefäße in diesem Abschnitt mit sich führt.

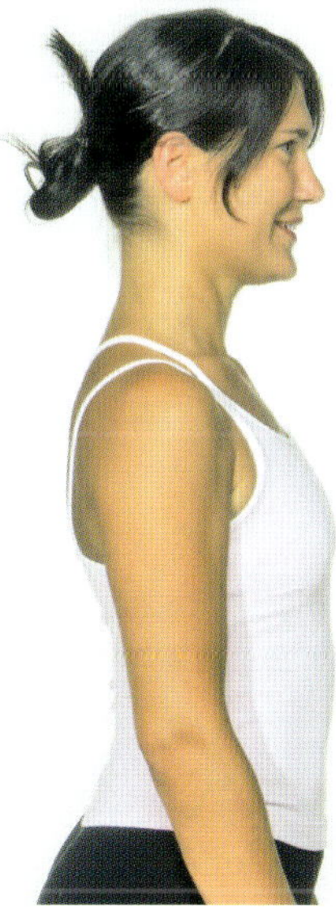

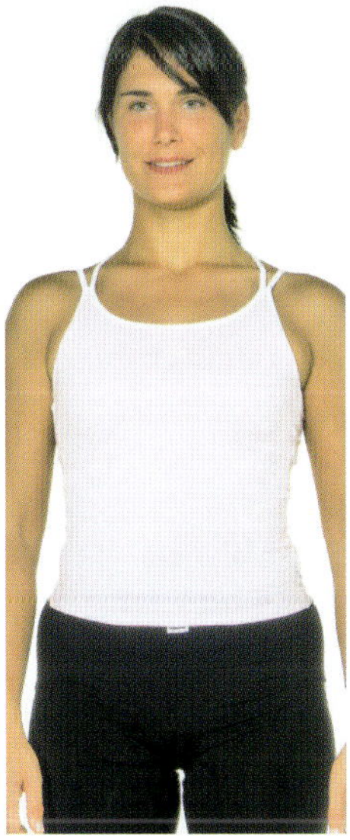

Ziel ist der Aufbau von Längsspannung in der Halswirbelsäule.

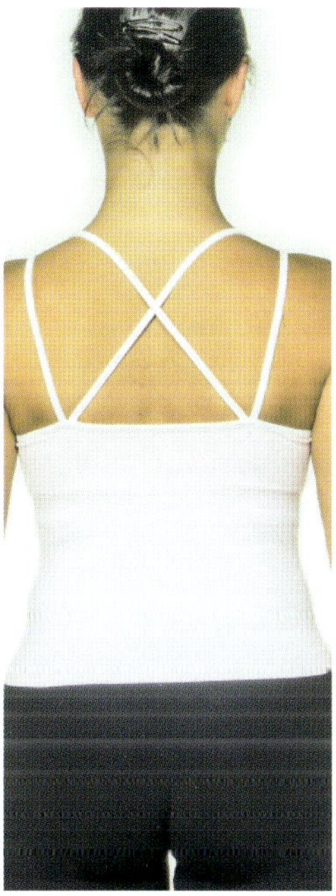

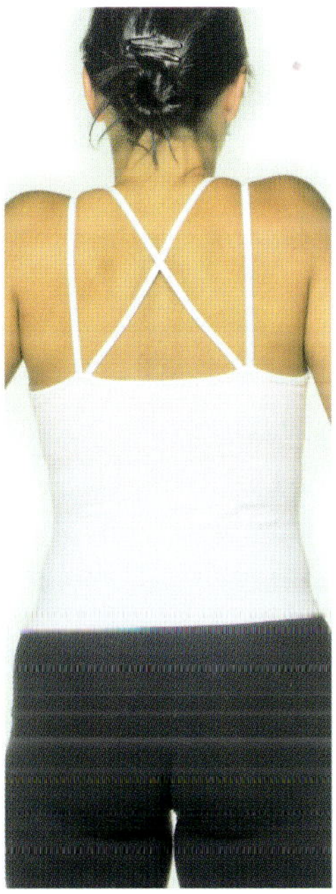

Hier eine verspannte Kopfposition mit herangezogenen Schultern.

5 Musik

Das Arbeiten mit der Musik ist im Aerobic und Step-Training von großer Wichtigkeit. Wir nutzen die Musikstruktur sowohl für das Endprodukt Choreographie als auch, um diese schrittweise einzuführen. Die Musik begleitet die einzelnen Stunden-Phasen und kann, je nach Phase, motivierend oder entspannend wirken. Daher ist es von Bedeutung, sicher mit der Musik arbeiten zu können.

5.1 Musikstruktur

Im folgenden Abschnitt sollen Grundkenntnisse bezüglich der Musikstruktur vermittelt werden, denn erst mit einem musikalischen Grundverständnis gelingt es uns, Musik als ein wichtiges Arbeitsmittel einzusetzen. Schließlich sind Aerobic und Step Aerobic Bewegungsformen zur Musik. Bewegungen werden angepasst zur Musik durchgeführt, wobei die Musik als Tempogeber dient.

Taktschlag

Der Taktschlag (Beat) stellt den Grundschlag dar. Es ist die gleichmäßige Folge durchlaufender Betonungen in einem Musikstück. In für das Aerobic-Training zusammen gestellter Musik wechseln sich betonte und weniger betonte Taktschläge miteinander ab. Den betonten Beat bezeichnet man als **„Downbeat"**, den weniger betonten als **„Upbeat"**. Nach jeweils acht Grundschlägen erfolgt immer der sehr betonte Taktschlag **„1"**.

Diese **„1"** nutzt man im Aerobic Training, um Bewegungen zu beginnen.

Zwischen den einzelnen Taktschlägen befindet sich der sogenannte **Offbeat**.

Phrase

Acht Grundschläge werden als Taktgruppe zusammengefasst als Phrase bezeichnet (2 Takte à 4 Grundschläge).

Musikbogen

In der Aerobic werden die Choreographien auf 32 Zählzeiten ausgerichtet. Aerobic-Musik ist in der Regel so zusammen gestellt, dass kontinuierlich hintereinander 32 Zählzeiten folgen. Diese 32 Zählzeiten (counts) bezeichnet man als Musikbogen. Ein Musikbogen besteht daher aus 4 Phrasen.

Beats per minute (Taktschläge pro Minute)

Beat per minute (bpm) gibt die Anzahl der Taktschläge an, die innerhalb einer Minute gezählt werden. Je mehr Taktschläge pro Minute angeordnet sind, als desto schneller empfinden wir die Musik.

Tab.: Musikalischer Bogen

Musikbogen 32 Taktschläge	1	2	3	4	5	6	7	8	9	10	11	12	13	14	15	16	17	18	19	20	21	22	23	24	25	26	27	28	29	30	31	32
Phrase	1	2	3	4	5	6	7	8	1	2	3	4	5	6	7	8	1	2	3	4	5	6	7	8	1	2	3	4	5	6	7	8
4/4-Takt	1	2	3	4	1	2	3	4	1	2	3	4	1	2	3	4	1	2	3	4	1	2	3	4	1	2	3	4	1	2	3	4
Downbeat	1		3		5		7		1		3		5		7		1		3		5		7		1		3		5		7	
Upbeat		2		4		6		8		2		4		6		8		2		4		6		8		2		4		6		8
Offbeat	liegt zwischen den einzelnen Taktschlägen 1 **und** 2																															

Die Musikgeschwindigkeit variiert je nach Unterrichtsschwerpunkt und Unterrichtsphase. Nach SLOMKA u.a. (2004) sollte sich das Musiktempo in folgendem Rahmen befinden:

- Warm-up: 124-136 bpm (Beats per Minute)
- Cardio:
  - Aerobic Low-Impact 130-152 bpm
  - Aerobic Mixed-Impact 140-160 bpm
  - Step 118-132 bpm
- Cool-down: bis 136 bpm
- Workout: 100-136 bpm
- Post-Stretch: Musik mit Entspannungscharakter

6 Choreographie

Um im Cardio-Teil Choreographien fließend unterrichten zu können, bedienen wir uns verschiedener Aufbau- und Hilfsmethoden. Das Ziel der Cardio-Phase ist ein Training des Herz-Kreislauf-Systems. Daher ist es wichtig, kontinuierlich in Bewegung zu bleiben. Dies gelingt uns nur, wenn die Choreographie fließend und „in Bewegung" beigebracht wird.

Einer Choreographie liegen verschiedene Schrittmuster zu Grunde. Ein **Schrittmuster** kann bis zu 4 Zählzeiten beinhalten (z. B. Step Touch = 2 Zählzeiten; Stomp = 3 Zählzeiten; Grapevine = 4 Zählzeiten). Die Verbindung mehrerer Schrittmuster oder eines Schrittmusters in einer bestimmten Anzahl wird als **Schrittfolge** bezeichnet. Eine Schrittfolge kann also aus einem oder mehreren Schrittmustern und auch 8 oder 16 Zählzeiten bestehen.

Schrittmuster	z. B. Grapevine, V-Step, Side to Side, Mambo, Step Knee Lift
Schrittfolge (Verbindung der Schrittmuster)	A = 3 Grapevine 1 Mambo (Schrittfolge aus 2 Schrittmustern) B = 2 V-Step (Schrittfolge aus einem Schrittmuster)
Block (aus mehreren Schrittfolgen)	A = 3 Grapevine 1 Mambo (Schrittfolge aus 2 Schrittmustern) B = 2 V-Step (Schrittfolge aus einem Schrittmuster) C = 4 Jumping Jack (Schrittfolge aus einem Schrittmuster)
Choreographie	Mehrere Blöcke

Zum besseren Verständnis sind die Blöcke in den angegebenen Beispielen in Kapitel 15 als musikalische Blöcke von jeweils 32 Zählzeiten beschrieben.

6.1 Aufbaumethoden

Mit Hilfe von Aufbaumethoden gelingt es uns, systematisch die verschiedenen Blöcke aufzubauen und die Teilnehmer kontinuierlich in Bewegung zu halten. Die Aufbaumethoden haben das Erreichen einer Choreographie als Endprodukt zum Ziel. Einige der Methoden, die uns dafür zur Verfügung stehen, werden im Folgenden beschrieben:

- Add On
- Link
- Balanced Add On

Add On

Nach der Add On-Methode werden die Schrittmuster bzw. Schrittfolgen nacheinander eingeführt. Neue Schrittmuster werden an bereits eingeführte Schritte gehängt und eingeübt.

Besteht ein Block aus 4 verschiedenen Schrittfolgen zu je 8 Zählzeiten (Zz), so wird wie folgt vorgegangen:

Schrittfolge	Zählzeit	Schrittmuster
A	8	2 Grapevine
B	8	2 Mambo
C	8	2 V-Step
D	8	4 Jumping Jack

Übe A: führe Grapevine ein und lege die Anzahl fest.

Übe B: führe Mambo ein und lege die Anzahl fest.

⇨ Übe A + B

Übe C : führe den V-Step ein und lege die Anzahl fest.

⇨ Übe A + B + C

Übe D: führe Jumping Jack ein und lege die Anzahl fest.

⇨ Übe A + B + C + D

Link

Der Aufbau nach der Link-Methode erfolgt dagegen in zwei klar zu trennenden Schritten. Hierbei wird der eigentliche Block in zwei kleinere Blöcke geteilt und getrennt voneinander aufgebaut.

Übe A: führe Grapevine ein und lege die Anzahl fest.

Übe B: führe Mambo ein und lege die Anzahl fest.

⇨ Übe A + B

Übe C: führe den V-Step ein und lege die Anzahl fest.

Übe D: führe Jumping Jack ein und lege die Anzahl fest.

⇨ Übe C + D

Erst wenn C und D eingeübt und wiederholt worden sind, wird der ganze Block ab der ersten Schrittfolge wiederholt.

⇨ Übe A + B + C + D

Balanced Add On

Das Arbeiten nach Balanced Add On bietet uns die Möglichkeit, Blöcke ausgewogen nach rechts und links zu unterrichten. Dafür muss die Choreographie jedoch so ausgerichtet sein, dass in der ersten Schrittfolge ein Fußwechsel erfolgt. Durch das ständige Wiederholen der Schrittfolge A werden Bewegungen im Wechsel mit beiden Seiten durchgeführt.

Übe A + A': Step Leg Curl single / single / double (ssd) rechts (re) und links (li)

Übe B + B': 2 Grapevine

⇨ Übe A + B' + A' +B

⇨ Step Leg Curl ssd re + 2 Grapevine (li/re) + Step Leg Curl ssd li + 2 Grapevine(re/li)

Übe C + C': 2 V- Step

⇨ Übe A + B' + C' + A' + B + C

⇨ Step Leg Curl ssd re + 2 Grapevine (li/re) + 2 V-Step li + Step Leg Curl ssd li + 2 Grapevine (re/li) + 2 V- Step re

Übe D + D': 2 Mambo

⇨ Übe A + B' + C'+ D' + A' + B + C + D

⇨ Step Leg Curl ssd re + 2 Grapevine (li/re) + 2 V-Step li + 2 Mambo li + Step Leg Curl ssd li + 2 Grapevine (re/li) + 2 V-Step re + 2 Mambo re

Um B-D auf beiden Seiten einzuüben, kann man sich dabei jeweils Schrittfolge A zu Nutze machen.

Einen **Fußwechsel** erzeugt man, indem z. B. Schritte wie Grapevine, Chassée oder Double Step Touch in einer ungeraden Anzahl wiederholt werden. (Beispiel: 3 Grapevine rechts + 1 Mambo links als eine Schrittfolge)

Eine weitere Möglichkeit bieten Schrittmuster Step Leg Curl und Step Knee Lift. (Beispiel: Step Leg Curl Single / Single / Double oder 1 Step Knee Lift und ein V-Step als Schrittfolge verbunden)

Einen Fußwechsel im Step-Training erzeugt man ebenfalls durch Schrittmuster wie z. B. Step Kick, Step Leg Curl, Step Knee Lift, wenn man diese in ungerader Zahl ausführt. (Beispiel: 1 Step Kick rechts und Repeater Step Knee Lift führen zu einer weiterführenden Bewegung mit links). Im Step-Training ist es notwendig, ausgewogen zu arbeiten. Die vorgestelle Methode bietet sich dafür hervorragend an.

6.2 Hilfsmethoden

Neben den Aufbaumethoden stehen uns Hilfsmethoden zur Verfügung. Diese helfen uns, z. B. neue Schrittmuster einzuführen oder die Anzahl der Schritte festzulegen.

- Holding Pattern
- Holding Pattern Addition
- Substitute
- Pyramide
- Reduktion
- Visual Preview

Ein Holding Pattern ist ein Schrittmuster, das in ein bereits existierendes Schrittmuster als Haltebewegung eingefügt, bzw. angehängt wird. Dabei unterscheidet man in ein **Holding Pattern Removal** und **Holding Pattern Addition**. Ersteres wird nach Erlernen der eigentlichen Bewegungskombination wieder entfernt und dient z. B. dazu, Drehungen, komplizierte Schritte oder Raumorientierungen leichter zu erlernen.

Beispiel: Endprodukt Grapevine in L-Form
- Übe 4 Grapevine
- Führe March nach jedem Grapevine ein: Grapevine re, March li re li re , Grapevine li, March re li re li, Grapevine re, March li re li re, Grapevine li, March re li re li
- Führe die Raumwege ein: Grapevine re (¼ Drehung li mit Blick nach re), March li re li re; Grapevine li, March re li re li, Grapevine re (¼ Drehung li mit Blick nach vorne) March li re li re; Grapevine li, March re li re li
- Entferne March: Grapevine re (¼ Drehung re), Grapevine li, Grapevine re (¼ Drehung li), Grapevine li

Ein **Holding Pattern Addition** wird dagegen in ein bereits bestehendes Schrittmuster eingeführt und beibehalten.

Beispiel: Endprodukt Grapevine re, V-Step li, Grapevine li, V-Step re
- Übe Grapevine re + li
- Führe March ein: Grapevine re + March li re li re + Grapevine li + March re li re li (Schrittmuster March ist in diesem Fall ein Holding Pattern)

Diese Schrittfolge kann dann weiter verändert werden, indem man March mit V-Step ersetzt. Dieses Ersetzen bezeichnet eine weitere Hilfsmethode: **Substitute**. Ein bereits bestehender Schritt wird durch einen anderen ausgetauscht.

Die Hilfsmethode **Pyramide** steigert die Wiederholungszahlen eines Schrittmusters auf die benötigte Anzahl.

Beispiel: Repeater Step Knee Lift
- Übe Step Knee Lift re March li re; Step Knee Lift li March re li (8 Beats)
- Steigere auf Repaeter Step Knee Lift re (8 Beats)

Von **Reduktion** spricht man, wenn die Wiederholungszahl eines Schrittmuster auf die benötigte Anzahl reduziert wird.

Beispiel: Step Leg Curl single, single, double (ssd)
- Übe Step Leg Curl single re li re li (8 Beats)
- Übe Step Leg Curl double re li (8 Beats)
- Reduziere auf Step Leg Curl ssd (8 Beats)

Visual Preview arbeitet über optische Information, d.h. der Trainer führt eine neue Bewegung, z. B. neues Schrittmuster oder Raumweg, mit ein und der Teilnehmer bleibt in dem ihm bekannten Bewegungsmuster.

Beispiel: Grapevine re, Pivot Turn li, Grapevine li, Pivot Turn re
- Durch Holding Pattern erarbeitet: Grapevine re, Mambo li, Grapevine li, Mambo re. Während die Gruppe in dieser Bewegung weiterarbeitet, ersetzt der Trainer den Mambo durch Pivot Turn.

7 Kommunikation

Ziel einer Trainingstunde ist ein flüssiger Stundenablauf ohne Unterbrechung unter Anleitung von Übungsleitern oder Trainern. Damit dies reibungslos geschieht, ist die Kommunikation zwischen Trainer und Teilnehmer von Wichtigkeit. Nur wenn der Trainer seine Anweisungen klar zu verstehen gibt, ist es Teilnehmern möglich, einzelne Bewegungen nachzuvollziehen. Die Form der Kommunikation kann sich sowohl **verbal** (sprachlich) als auch durch Gestik oder Mimik **nonverbal** (z. B. Handzeichen) äußern. In der Aerobic und Step Aerobic spricht man hierbei von **Cueing**.

Cues sollten prinzipiell rechtzeitig, deutlich und konsequent verwendet werden, so dass der Teilnehmer sich auf die Anweisung, sowohl verbal als auch nonverbal, verlassen kann.

7.1 Verbale Kommunikation

Die verbale Kommunikation umfasst alles, was sprachlich an die Teilnehmer weitergegeben wird. Das können z. B. Anweisungen sein bezüglich:

- Schrittmuster
- Anzahl der Schritte / Wiederholungen
- Anweisung über das zeitliche Einsetzen in der Musik (Count-down)
- Raumwege
- Korrekturanweisungen
- Lob / Motivation

Der **Count-down**, also das Herunterzählen der Musikstruktur bis zum Einsetzen der Bewegung, empfiehlt sich über den Zeitraum einer Phrase.

Beat	1	2	3	4	5	6	7	8
Count-down	noch 4	...	noch 3	...	noch 2	...	V-Step	

Soll die Ansage länger gestaltet werden, z. B. bei „V-Step rechts", muss der Einsatz der Schrittangabe früher erfolgen.

Beat	1	2	3	4	5	6	7	8
Count-down	noch 4	...	noch 3	...	V-Step	...	rechts	

Es ist wichtig, den Einsatz rechtzeitig zu geben, damit auf der nachfolgenden „Eins" die Bewegung begonnen werden kann. Nutzt man für den Count-down eine Phrase, so wird von 4 bis 1 gezählt. Durchaus ist aber auch ein Count-down von 8 bis 1 möglich, wobei es sich hier empfiehlt, zwei Phrasen des Musikbogens zu zählen, damit die Ansagen deutlich und verständlich weitergegeben werden.

7.2 Nonverbale Kommunikation

Nonverbale Kommunikation beschreibt weitere optische Mittel, um Informationen an den Teilnehmer zu geben. Das nonverbale Cueing kann beinhalten:

- Handzeichen
- Mimik, z. B. Lächeln
- Körpersprache, z. B. Körperhaltung und Bewegungsausführung

Die folgenden Handzeichen ermöglichen dem Trainer, Anweisungen über Schritte, Raumwege und das Einsetzen der Bewegungen zu geben. Es handelt sich hierbei um standardisierte Handzeichen, die sich im Laufe der Jahre international in der Aerobic Szene etabliert haben. Die Hand sollte ruhig und über Kopfhöhe gehalten werden, damit die Anweisung für jeden Teilnehmer klar zu erkennen sind.

Handzeichen

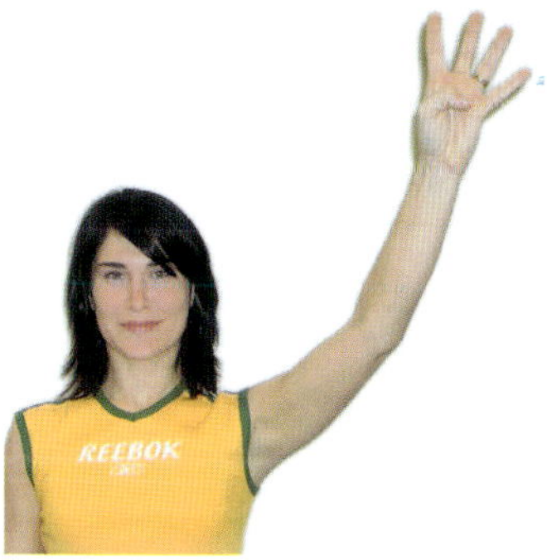

„vier"

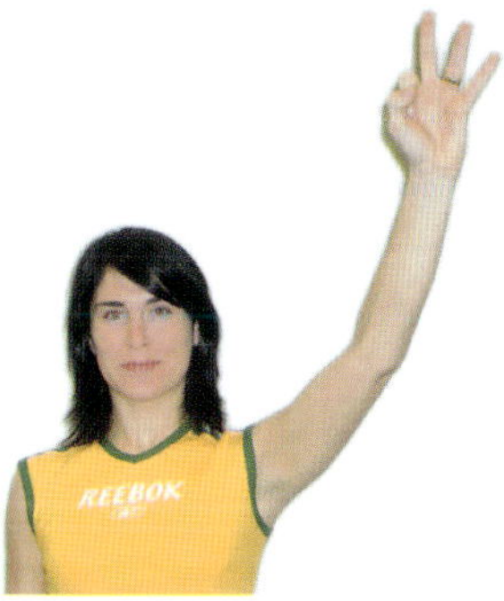

„drei" ... oder ...

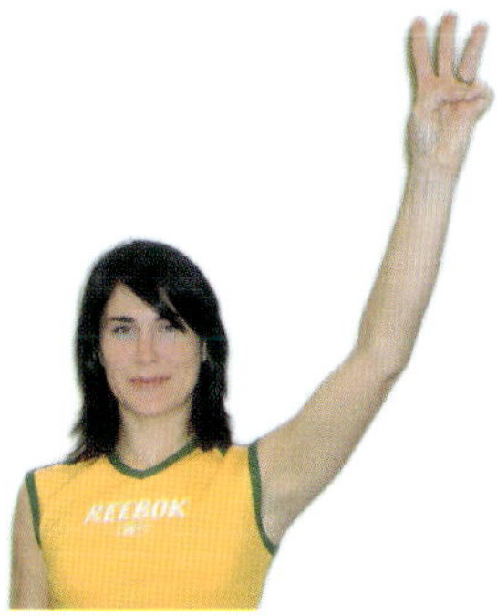

„drei"

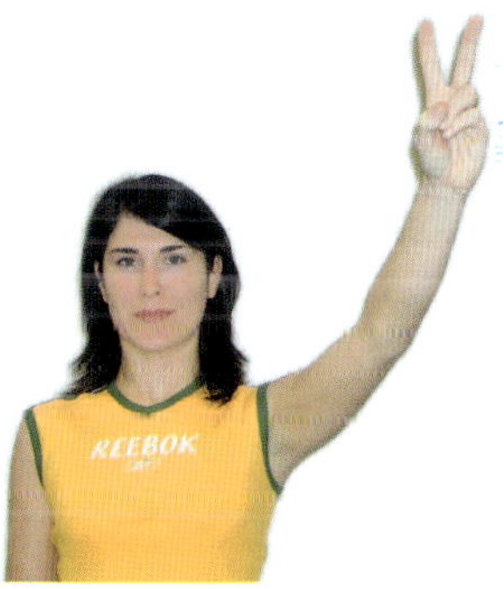

„zwei"

Auf die „eins" wird der Schritt verbal oder nonverbal angekündigt.

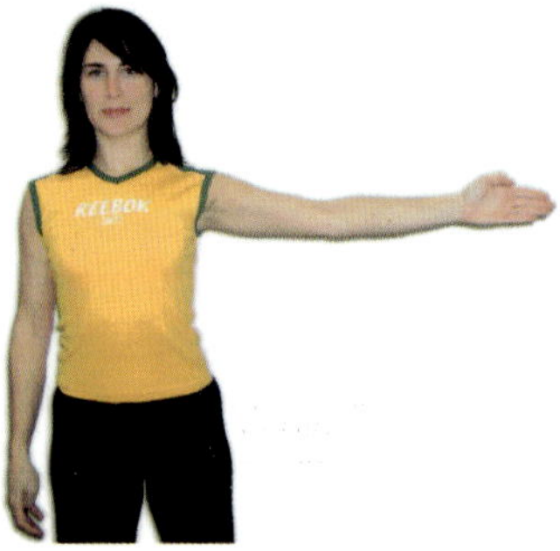

nach rechts

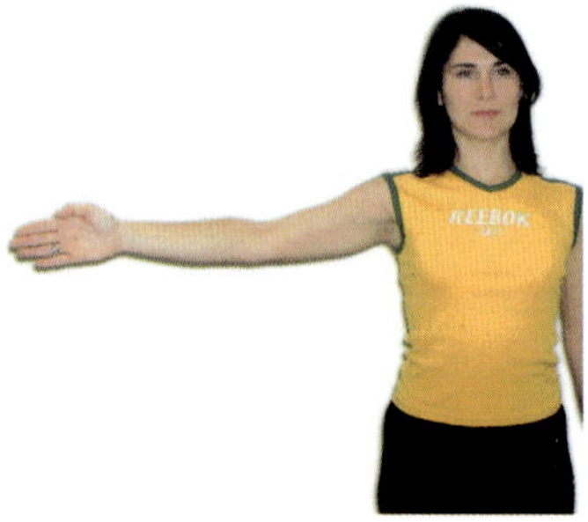

nach links

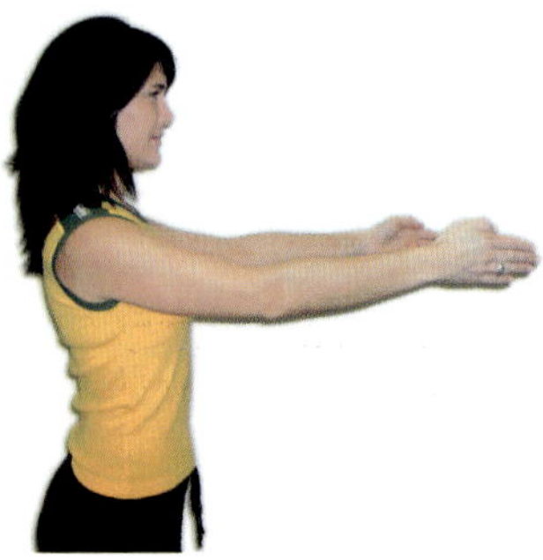

nach hinten (Blick von der Seite)

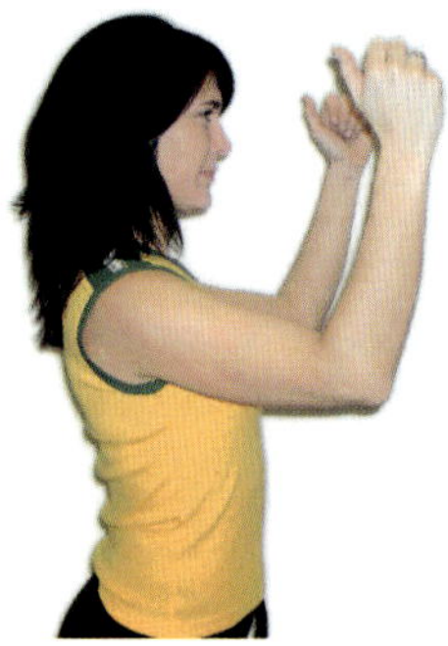

nach vorne (Blick von der Seite)

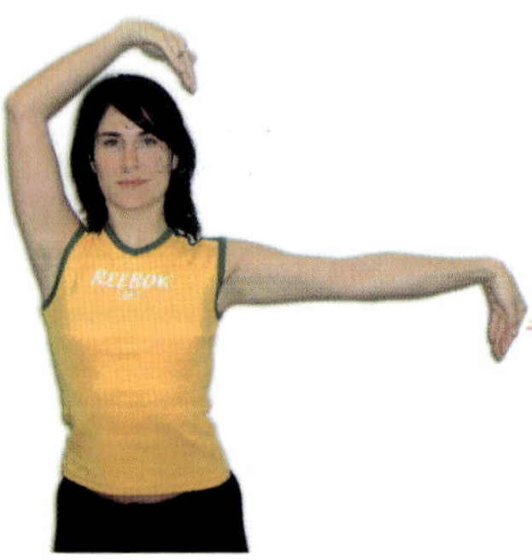

Step Touch

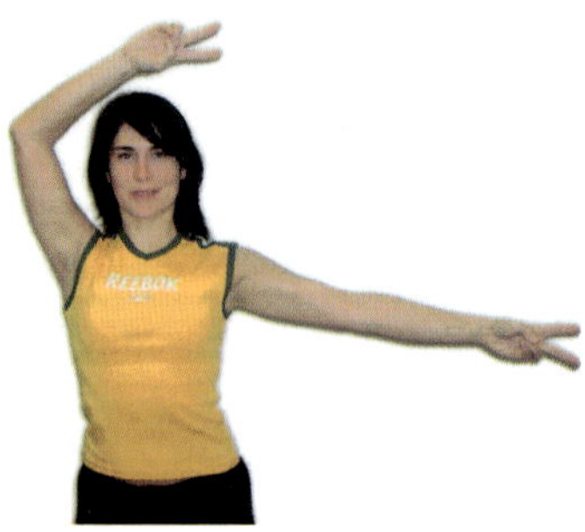

Double Step Touch

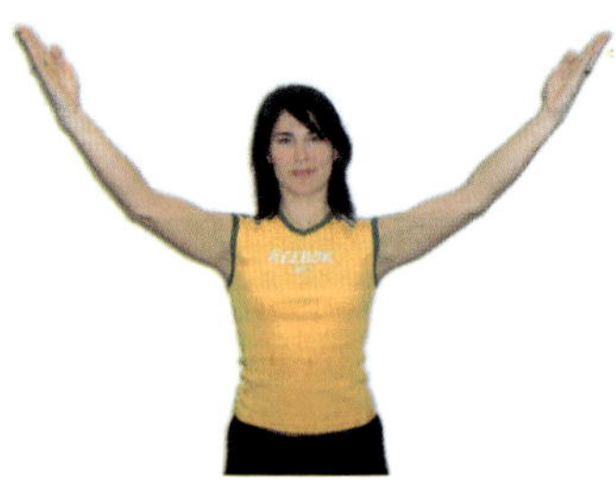

V-Step

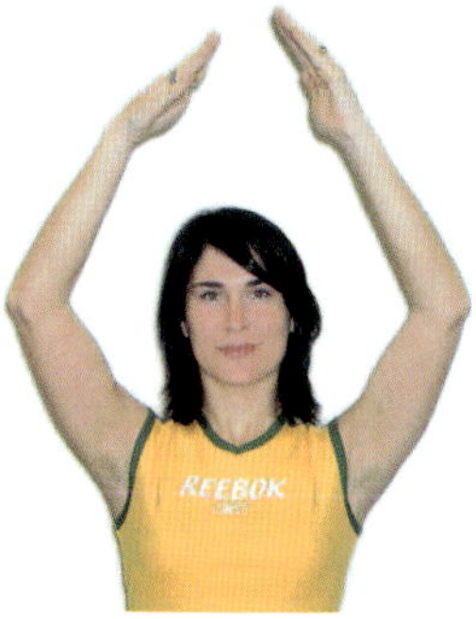

March

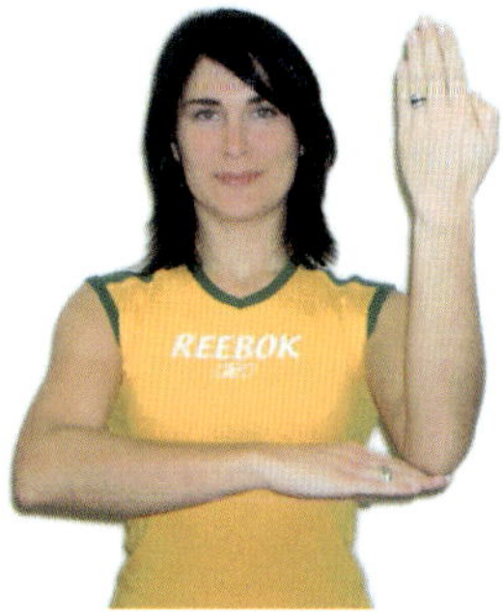

Step Leg Curl

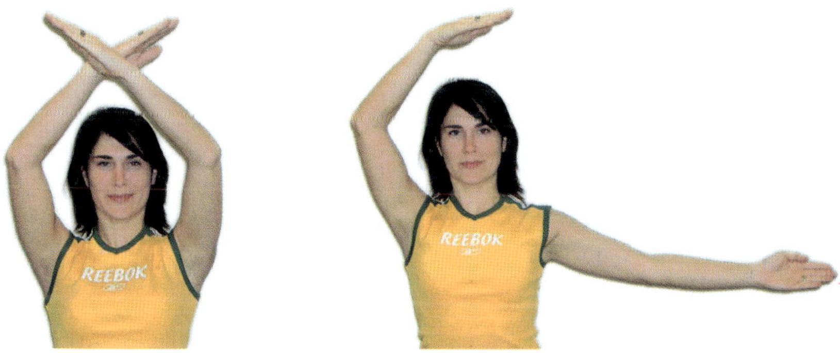

Grapevine

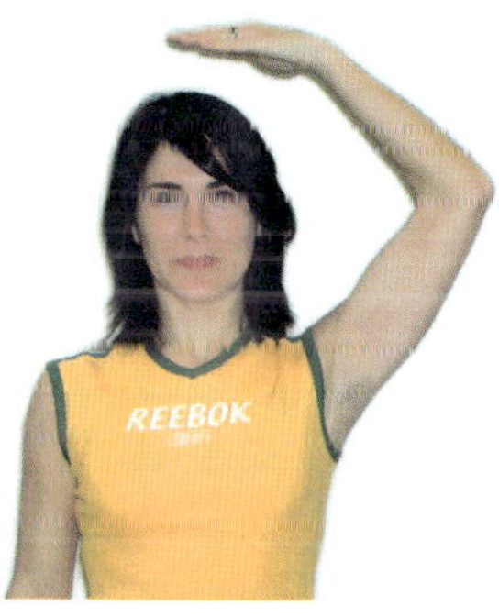

„von vorne beginnen"

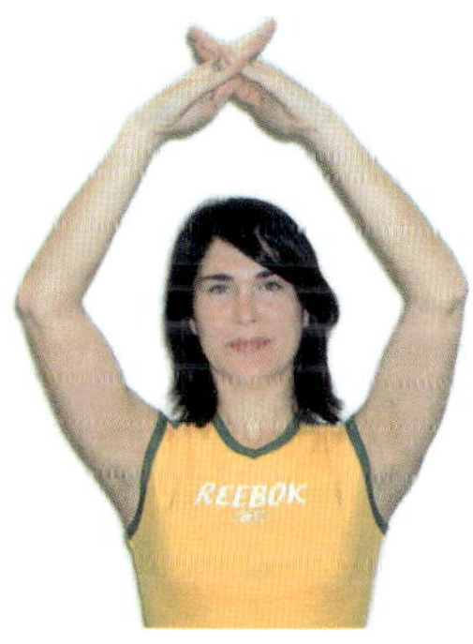

„Schritte zusammen führen"

8 Technik der Schritte

Eine gute Bewegungsausführung ist Voraussetzung, um Aerobic oder Step Aerobic im Gesundheitssport betreiben zu können. Denn diese gewährleistet eine Minimierung des Verletzungs- bzw. des Überlastungsrisikos.

Von Wichtigkeit ist eine gute Schritttechnik, auch um die Belastungsintensität aufrecht erhalten zu können. Bei einer verfälschten Bewegungsausführung kann es sowohl zu einer Intensitätsabnahme als auch zu einem erhöhten Verletzungsrisikos kommen.

Unser Ziel ist es, ein gelenkschonendes und gleichzeitig intensives Training durchzuführen. Die einzelnen Schritte der Arm- und Beinbewegungen haben jeweils eine klare Ausgangs- und Endposition. Die natürliche Krümmung der Wirbelsäule, also auch die natürliche Lordose der Lendenwirbelsäule wird bei allen Schritten beibehalten.

Im Folgenden werden die Bewegungsrichtungen aus Sicht der Teilnehmer beschrieben. Grundsätzlich ist das Durchführen der Bewegungen mit beiden Seiten wünschenswert. Beim Arbeiten mit dem Step ist es undenkbar, die Bewegungen immer nur mit einer Seite zu beginnen, da die biomechanische Ausgewogenheit sonst nicht gewährleistet werden kann.

Die Schritte werden, passend zur Musik, meist auf zwei oder vier Zählzeiten durchgeführt. Bei den Step Schritten wurden bewusst nur Schritte mit vier Zählzeiten ausgewählt, Ausnahmen bilden der Step Knee Lift Repeater und der Stomp.

Diese Schrittsammlung bildet lediglich eine Auswahl an Aerobic und Step Aerobic-Schritten. Die Aufzählung aller Schritte, vor allem in der Aerobic, hätte jedoch den Rahmen dieses Buches gesprengt.

8.1 Schritte in der Aerobic

March/Walk (ohne Abb.)

In der Ausgangsposition ist ein Fuß am Boden und das andere Bein leicht angehoben. Den angehobenen Fuß von der Fußspitze zur Ferse abrollen. Die Bewegung beträgt eine Zählzeit.

Wird die Bewegung am Platz durchgeführt, so bezeichnet man diese als March. Als Walk wird das Laufen durch den Raum benannt. Beim Laufen nach vorne rollt die Ferse zum Fußballen ab. Läuft man rückwärts, ändert sich die Abrolltechnik vom Fußballen zur Ferse.

Walk & Tap (ohne Abb.)

Ausgangsposition wie bei March / Walk. Die Bewegung ähnelt der Laufbewegung durch den Raum. Man läuft drei Schritte und stellt den Vierten mit dem Fußballen auf. Die Bewegungsrichtung kann sowohl nach vorne und hinten wie auch zur Seite gehen.

Push Touch (ohne Abb.)

Neutrale Ausgangsposition. Körpergewicht auf ein Bein verlagern und mit dem anderen Fuß bzw. der Fußspitze nach vorne oder zur Seite tippen. Zurück zur neutralen Ausgangsposition. Ein Push Touch wird in zwei Zählzeiten ausgeführt.

Step Touch

Ausgangsposition ist der beidbeinige Stand bei aufrechter Körperhaltung. Diese Position wird im Folgenden *neutrale Ausgangsposition* genannt.

Das linke Bein öffnet nach links, wobei der Fuß von der Ferse bis zum Ballen abrollt.

Die Fußspitze zeigt dabei leicht nach außen. In der neutralen, geöffneten Position sind beide Beine im Kniegelenk gebeugt.

Nun das Körpergewicht auf das linke Bein verlagern und das rechte Bein heranziehen. Die rechte Fußspitze in Höhe des linken Mittelfußes aufstellen.

Der Step Touch wird auf zwei Zählzeiten durchgeführt.

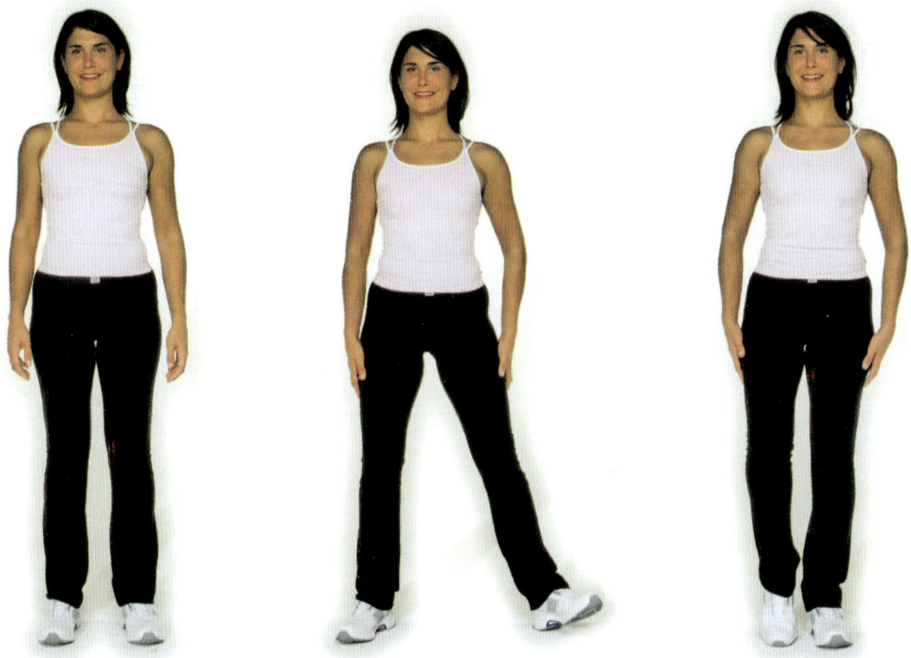

Double Step Touch (ohne Abb.)

Neutrale Ausgangsposition. Die Bewegungsausführung beginnt wie beim Step Touch, nur werden hier zwei Schritte zur Seite durchgeführt. D.h. der rechte Fuß rollt von der Ferse zum Fußballen ab. Das Körpergewicht auf das rechte Bein verlagern und den linken Fuß zu einer neutralen, geschlossenen Position heranziehen. Noch mal das rechte Bein öffnen, wieder von der Ferse zum Fußballen abrollen und schließlich das Körpergewicht wieder auf das rechte Bein verlagern. Die linke Fußspitze tippt jetzt in Höhe des rechten Mittelfußes auf.

Dieser Schritt beträgt vier Zählzeiten.

Grapevine

Neutrale Ausgangsposition. Das linke Bein zur Seite öffnen und den linken Fuß leicht nach diagonal vorne aufstellen, wobei das Bein aus der Hüfte leicht nach außen gedreht ist.

Körpergewicht auf das linke Bein verlagern und das rechte Bein heranziehen und hinten überkreuzt aufstellen.

Der rechte Fuß rollt vom Fußballen in Richtung Ferse ab. Das linke Bein nach diagonal hinten öffnen und vom Fußballen zur Ferse abrollen.

Körpergewicht wieder auf das linke Bein verlagern und das rechte Bein heranziehen. Endposition wie bei Step Touch. Die rechte Fußspitze in Höhe des linken Mittelfußes aufstellen.

Die Ausführung geschieht auf vier Zählzeiten.

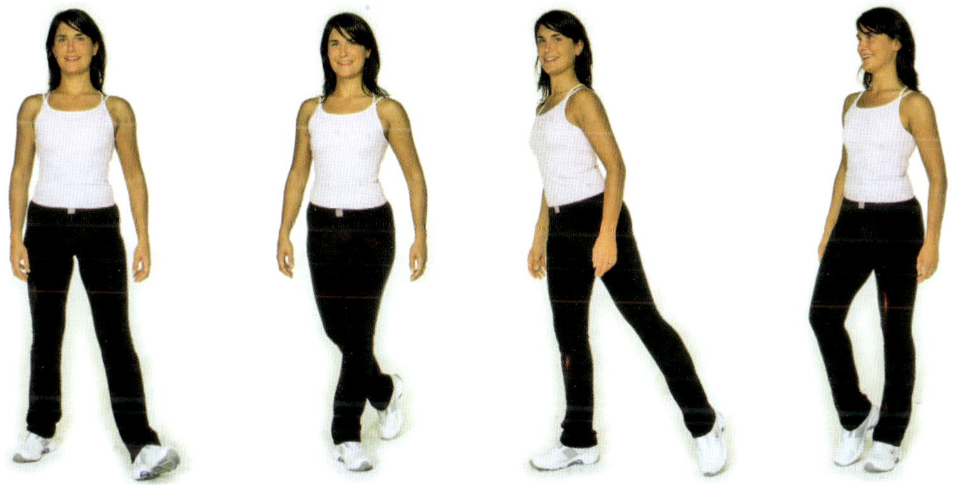

Blick von vorne **Blick von der Seite**

Chassée (ohne Abb.)

Ebenso auf vier Zählzeiten durchzuführen. Wie beim Double Step Touch geht die Bewegung mit zwei Schritten zur Seite, nur wird der Chassée im High-Impact, d.h. gesprungen durchgeführt.

Side to Side

Neutrale Ausgangsposition. Das linke Bein in der Hüfte leicht nach außen gedreht und zur Seite öffnen.

Der Fuß rollt von der Ferse bis zum Fußballen. Die Beine befinden sich in der geöffneten Position mit gebeugtem Kniegelenk.

Das Körpergewicht auf das linke Bein verlagern, Beine in der geöffneten Position halten und mit der rechten Fußspitze antippen.

Die Bewegung erfolgt auf zwei Zählzeiten.

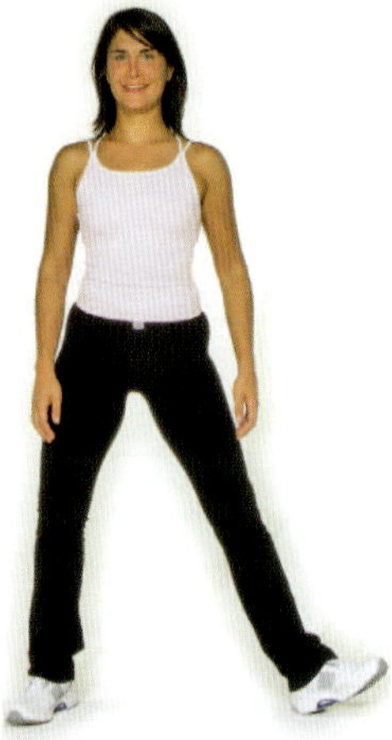

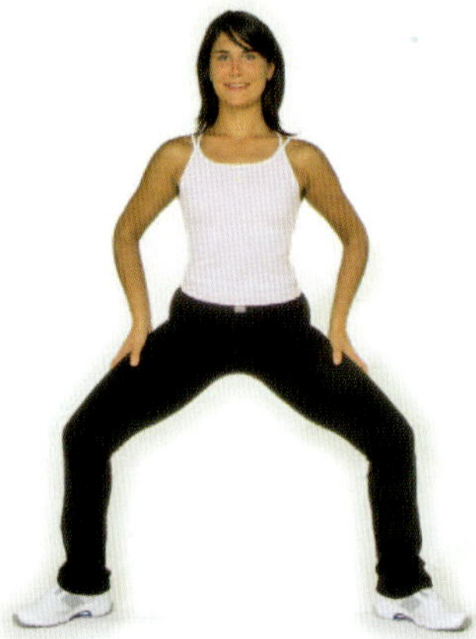

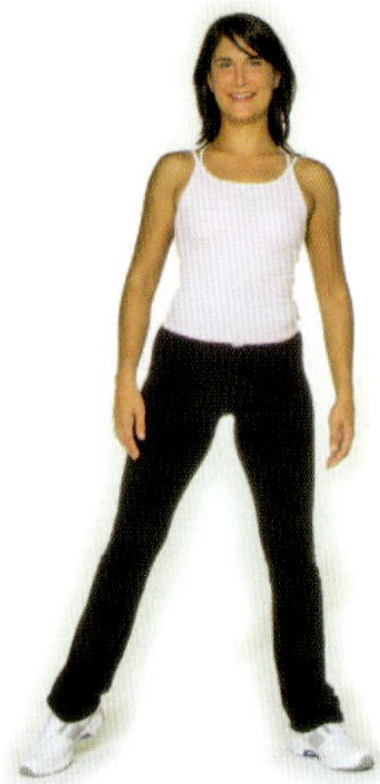

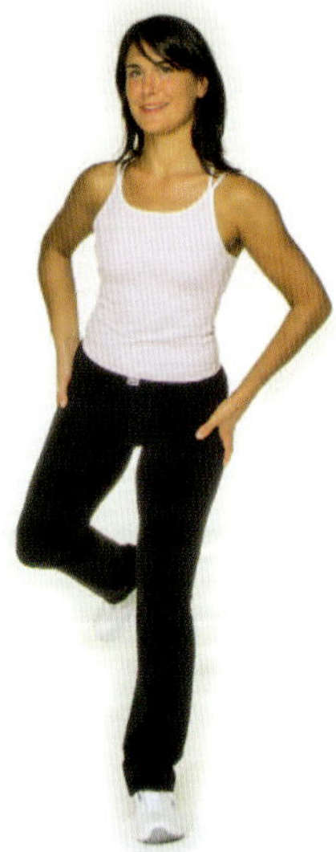

Step Leg Curl

Neutrale Ausgangsposition. Die Bewegung beginnt wie beim Side to Side. Als Endposition ist jedoch das rechte Bein im Kniegelenk gebeugt, d.h. die Ferse nähert sich dem Gesäß.

Dieser Schritt beträgt zwei Zählzeiten.

Step Knee Lift

Neutrale Ausgangsposition. Die Bewegung beginnt wie beim Side to Side. In der Endposition ist das Spielbein in Hüft- und Kniegelenk gebeugt. Das Bein kann bis zur waagerechten Position angehoben werden und der Kniewinkel beträgt mindestens 90°.

Beim Absetzen des Spielbeins rollt der Fuß vom Ballen bis zur Ferse ab. Der Step Knee Lift wird auf zwei Zählzeiten durchgeführt. Mit der ersten Zählzeit erfolgt der Schritt zur Seite, mit der zweiten wird das Spielbein gebeugt.

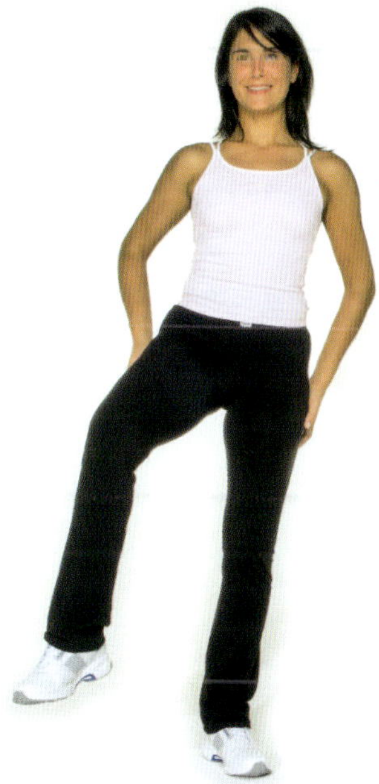

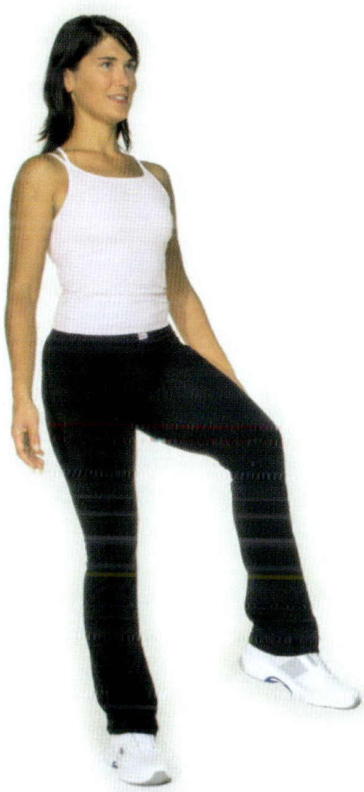

Knee Lift

Aus der neutralen, geschlossenen Ausgangsposition wird das linke Bein bis in die waagerechte Position angehoben.

Der Kniewinkel beträgt mindestens 90°. Wie beim Step Knee Lift rollt der Fuß beim Absetzen vom Fußballen zur Ferse. Die Bewegung erfolgt auf zwei Zählzeiten, wobei mit der ersten Zählzeit das Bein angehoben wird.

V-Step

Dieser Schritt wird auf vier Zählzeiten durchgeführt. Ausgangsposition ist die neutrale, geschlossene Position. Die Bewegung beginnt mit einem Schritt nach vorne diagonal. Dabei rollt der Fuß von der Ferse bis zum Fußballen ab.

Der zweite Fuß wird ebenso nach vorne diagonal geöffnet, so dass man in die geöffnete Beinposition kommt.

Mit dem ersten Fuß zurück zur Ausgangsposition nach hinten, wobei der Fuß vom Ballen zur Ferse abrollt.

Der zweite Fuß kommt ebenso zurück zur Ausgangsposition, bis die neutrale, geschlossene Position wieder erreicht ist.

Auch der zweite Fuß rollt vom Fußballen zur Ferse ab.

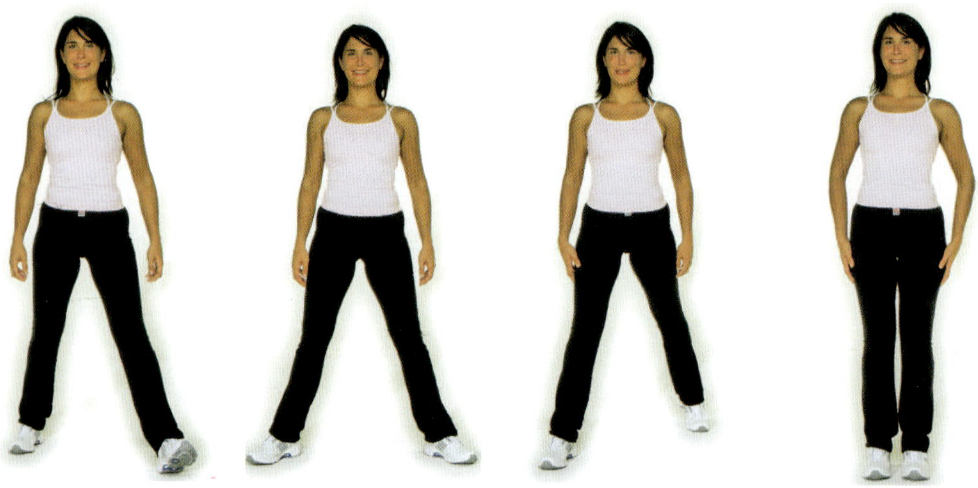

V-Step Reverse (ohne Abb.)

Ähnlich wie beim V-Step beschreiben die Füße auch hier eine „V-Form“ am Boden. Die Bewegung wird hierbei jedoch nach hinten begonnen. Ausgangsposition ist die neutrale, geschlossene Position. Die Bewegung beginnt mit einem Schritt nach hinten diagonal. Dabei rollt der Fuß vom Fußballen bis zur Ferse ab. Auch der zweite Fuß wird nach diagonal hinten bewegt, bei gleicher Abrolltechnik. Das Schließen der Beine erfolgt dann wieder mit dem ersten Fuß beginnend in die neutrale, geschlossene Ausgangsposition zurück.

Mambo

Aus der geschlossen, neutralen Position macht das Spielbein – in der Abbildung das linke Bein – einen Schritt nach vorne. Die Bewegung des Fußes erfolgt von der Ferse zum Fußballen.

Das Körpergewicht wird leicht auf das Spielbein verlagert, damit die Ferse des Standbeins angehoben werden kann.

Das Körpergewicht auf das Standbein zurück verlagern und mit dem Spielbein einen Schritt nach hinten beschreiben.

Je nach Schrittgröße kann die Ferse des Spielbeins abgelegt werden. Wird der Schritt nach hinten in einer großen Bewegung durchgeführt, so bleibt die Ferse vom Boden weg, so dass nur der Fußballen Bodenkontakt hat.

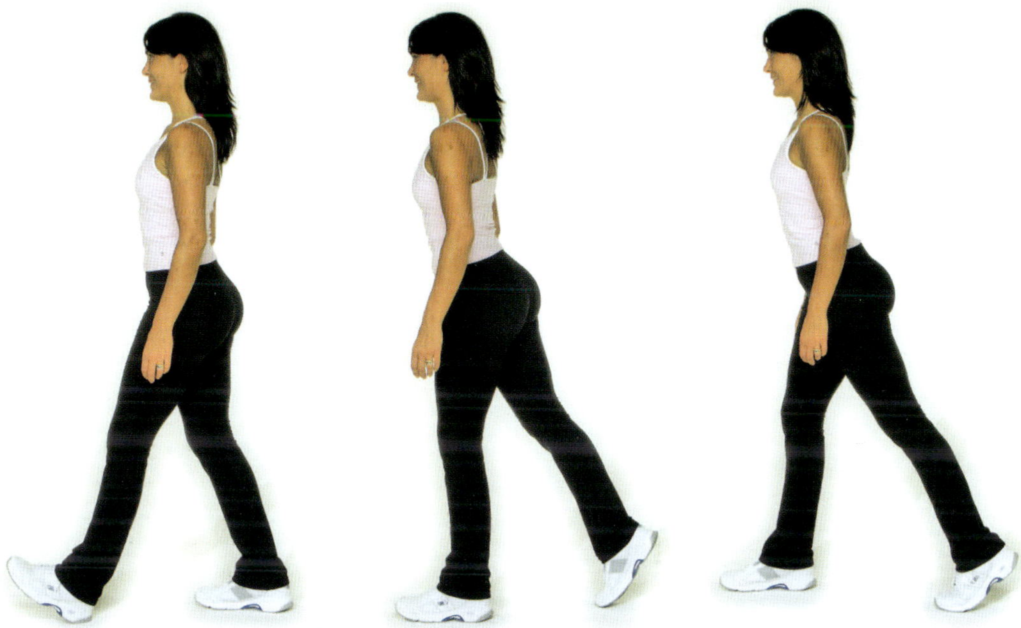

Stomp (ohne Abb.)

Dieser Schritt erfolgt in drei Zählzeiten. Aus der neutralen, geschlossenen Position wird der rechte Fuß mit der ersten Zählzeit nach vorne bewegt, und zwar von der Ferse zum Fußballen. Mit der zweiten Zählzeit wird das linke Bein ein wenig vom Boden weg gehoben. In der dritten Zählzeit wird das rechte Bein wieder zur Ausgangsposition zurückgestellt.

Scoop (ohne Abb.)

Neutrale Ausgangsposition. Die Bewegung ist ähnlich wie beim Step Touch. Der Schritt erfolgt zur Seite, wird jedoch nach oben gesprungen durchgeführt. Dadurch entsteht eine „Hoch-Tief"-Bewegung. Die Bewegung erfolgt auf zwei Zählzeiten, wobei mit der ersten Zählzeit abgesprungen und mit der zweiten gelandet wird. Beginnt man den Schritt mit dem rechten Fuß, so wird der rechte Fuß bei der Landung vollständig abgesetzt. Der linke Fuß tippt nur mit dem Fußballen auf.

Pony (ohne Abb.)

Auch der Pony bringt eine „Hoch-Tief"-Bewegung mit sich und wird auf zwei Zählzeiten gesprungen. Es werden kleine, schnelle Jog-Bewegungen durchgeführt mit dem Rhythmus „schnell/schnell/halten". Man zählt die Bewegung „1 + 2". Man kann mit der Vorstellung arbeiten, seitlich über eine kleine Hürde zu springen.

Cha Cha Cha (ohne Abb.)

Auch bei diesem Schritt werden kleine, schnelle Jog -Bewegungen getätigt. Der Rhythmus bleibt wie beim Pony. Die Raumbewegung erfolgt jedoch, anders als beim Pony, ohne „hoch - tief" Bewegung, sondern mit Raumbewegungen nach rechts und links.

Jumping Jack

Aus der geschlossenen Ausgangsposition werden die Beine durch einen Sprung in die geöffnete Position gebracht. Dabei rollen beide Füße vom Fußballen zur Ferse ab, bis beide Fersen am Boden sind.

Mit einem weiteren Sprung beide Beine wieder schließen.
Auch hier erfolgt das Abrollen vom Ballen zur Ferse.

Der Jumping Jack beträgt zwei Zählzeiten.

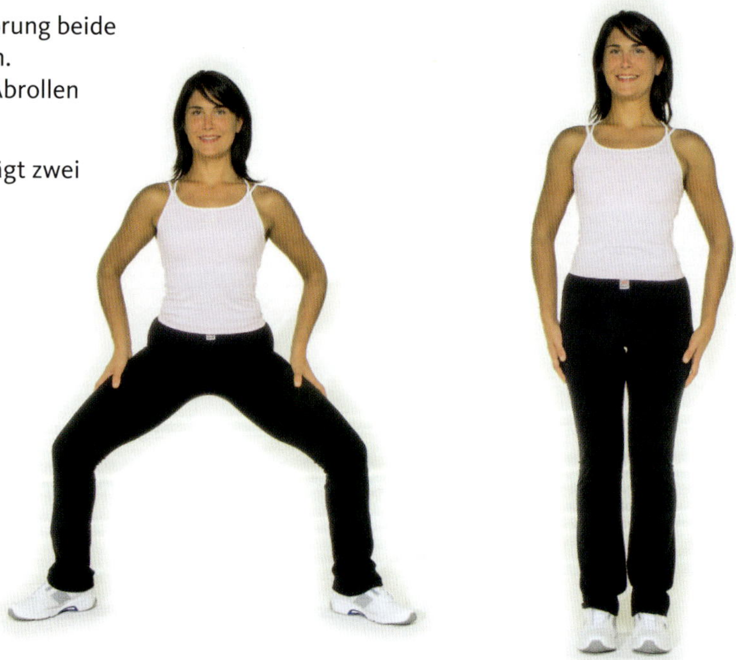

8.2 Schritte in der Step Aerobic

Die folgenden Schritte beinhalten – außer Stomp und Repeater Step Knee Lift – 4 Zählzeiten.

Basic Step

Aus der geschlossenen Grundposition wird das rechte Bein auf das Step geführt. Die Bewegung erfolgt von der Ferse zum Fußballen. Das Körpergewicht verlagert sich auf das rechte Bein. Schließlich wird auch das linke Bein, ebenso mit der Abrolltechnik von der Ferse zum Fußballen, auf das Step gehoben. Das rechte Bein wird schließlich wieder zurück zur Ausgangsposition geführt. Jetzt rollt der Fuß vom Ballen zur Ferse ab. Ebenso kommt das linke Bein zurück zum Boden, bis die Ausgangsposition wieder erreicht ist.

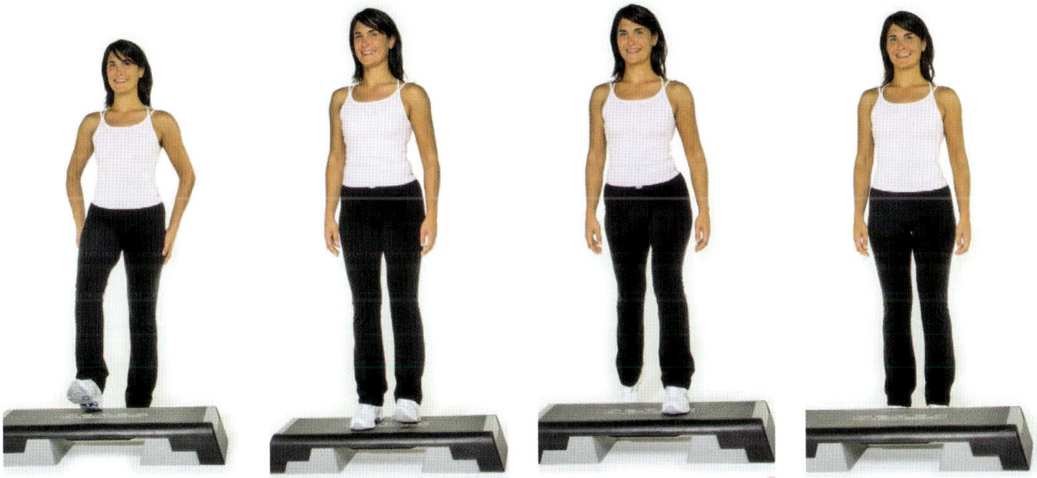

V-Step

Das linke Bein wird wie beim Basic Step auf das Step geführt, jedoch aus der Hüfte nach außen gedreht und leicht geöffnet.

Das rechte Bein wird ebenso geöffnet und leicht nach außen gedreht in der Hüfte dazu gestellt.

Das Absteigen erfolgt wie beim Basic Step zurück in die Ausgangsposition.

Die Abrolltechnik ist bei den hier gewählten und vorgestellten Schritten wie beim Basic Step, vom Fußballen zur Ferse.

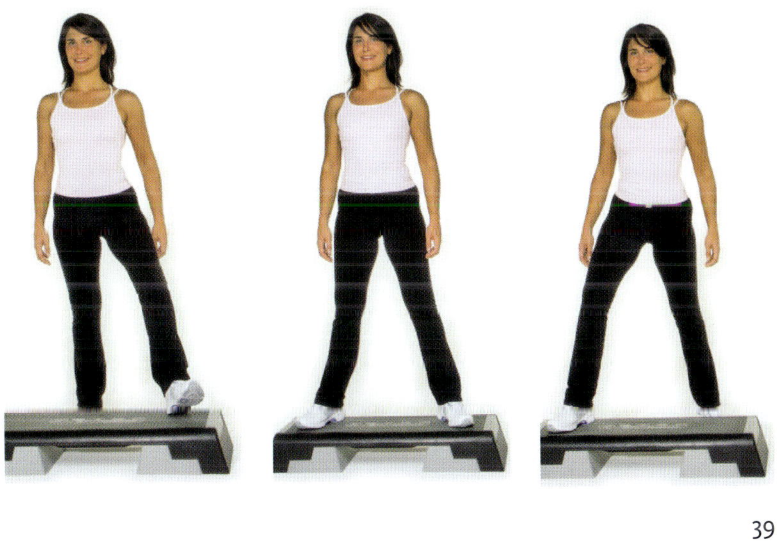

Basic Over the Top (ohne Abb.)

Die Bewegung gleicht dem Basic Step, nur wird hierbei eine halbe Drehung über das Step eingebaut, d.h. man steigt auf wie beim Basic Step, steigt aber auf der anderen Step Seite ab. Der Blick geht nach hinten in den Raum.

Box Step (ohne Abb.)

Der Box Step lässt sich gut vom Basic Over the Top ableiten, da die Drehbewegung sich miteinander vergleichen lässt. Jedoch ist in der „Hoch-Tief"-Bewegung ein bedeutender Unterschied zu sehen. Während der Basic Over the Top mit beiden Beinen nacheinander auf und wieder absteigt, geht beim Box Step nur der erste Fuß auf das Step. Die drei weiteren Bewegungen finden am Boden statt. Steigt man zum Beispiel mit dem rechten Fuß auf, so steht der Fuß diagonal links auf dem Step und überkreuzt so das linke Spielbein. Beim Aufstieg auf das Step steht man also in der linken Step-Seite. Jetzt hebt der linke Fuß an und überkreuzt vorne das rechte Bein, setzt jedoch am Boden auf. Mit dem rechten Bein nun auf der anderen Step-Längsseite absteigen und mit dem linken Fuß folgen. Der Box Step bringt einen also auf die gegenüberliegende Step-Seite, so dass der Blick im Raum nach hinten geht.

Reverse Turn

Aus der neutralen Position mit dem linken Fuß am rechten Step-Ende aufsteigen, von der Ferse zum Fußballen abrollen.
Jetzt erfolgt eine halbe Drehung, wobei man beidbeinig auf dem Step steht.
Mit dem linken Bein wieder absteigen, nah am rechten Step-Ende. Ebenso mit rechts absteigen.

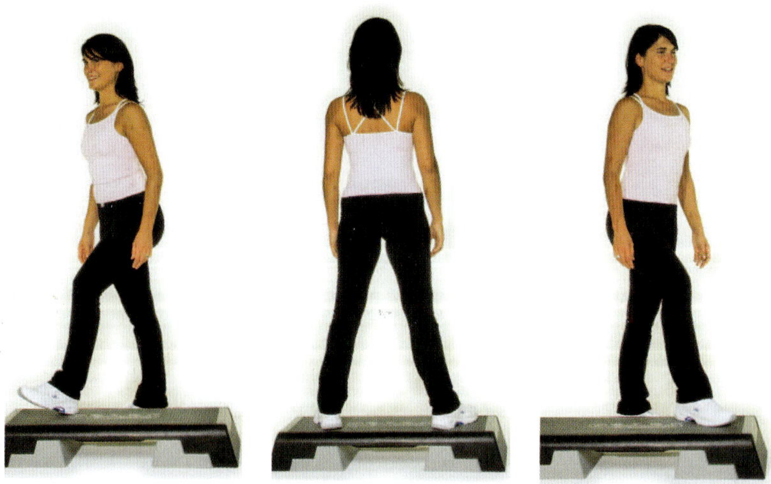

Step Knee Lift

Aus der geschlossenen Grundposition das linke Bein auf das Step anheben, dabei rollt der Fuß von der Ferse zum Fußballen ab. Das Körpergewicht auf das linke Bein verlagern und das rechte Bein zum Knee Lift anheben.

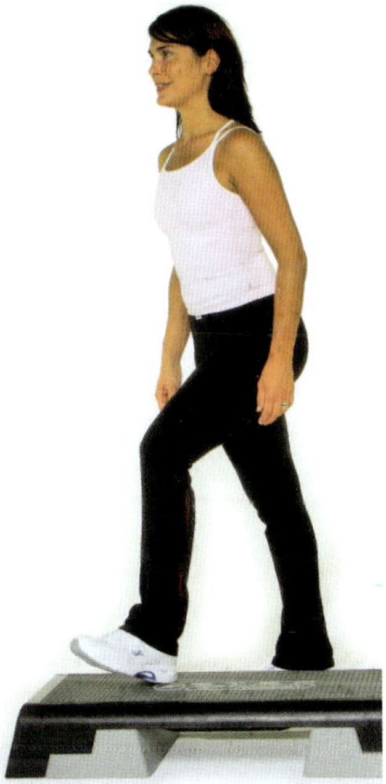

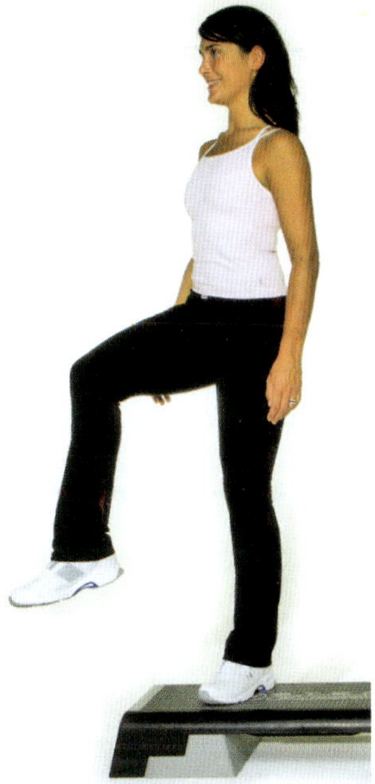

Step Leg Curl (ohne Abb.)

Die Bewegung beginnt wie beim Step Knee Lift. Das rechte Bein wird jedoch nur im Kniegelenk gebeugt, d.h. die Ferse wird in Richtung Gesäß gezogen.

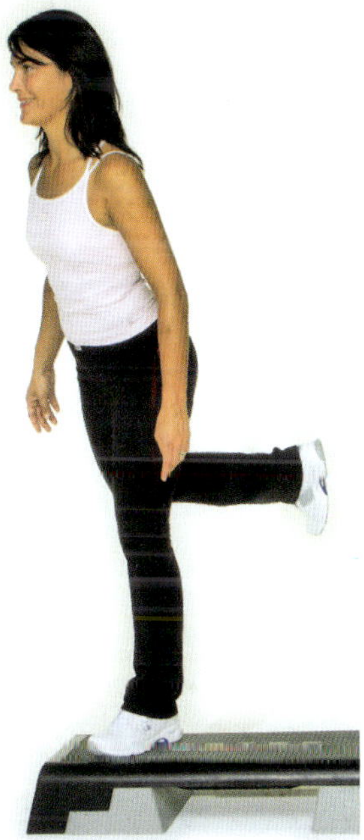

Step Leg Lift

Die Bewegung beginnt wie beim Step Knee Lift. Das rechte Bein wird jetzt aber gestreckt angehoben. Die Bewegung des Spielbeins erfolgt also nur im Hüftgelenk. Das Spielbein kann nach vorne, zur Seite und nach hinten bewegt bzw. angehoben werden.

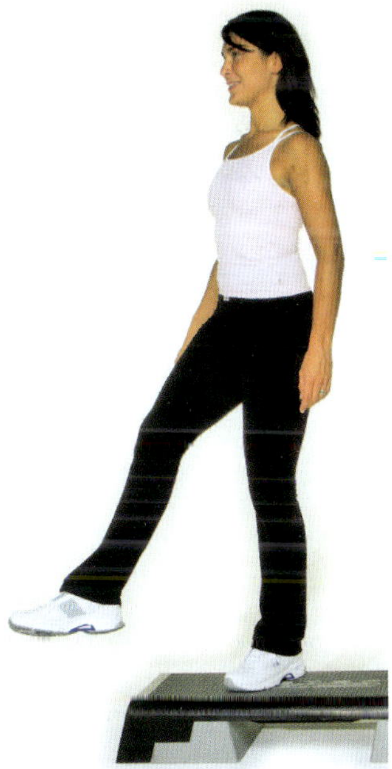

Repeater Step Knee Lift

Die Bewegung beginnt wie beim Step Knee Lift. Das rechte Bein wird zum Knee Lift angehoben und dann mit einer weiten Bewegung nach hinten geführt, so dass der Fußballen wieder den Boden berührt.

Von hier aus drückt der Fußballen das Bein wieder nach oben zum Knee Lift.

Die Bewegungsfolge wiederholt sich noch einmal. Insgesamt wird das Knie dreimal angehoben. Auf den Zählzeiten 7 und 8 werden beide Beine zurück in die Ausgangsposition geführt.

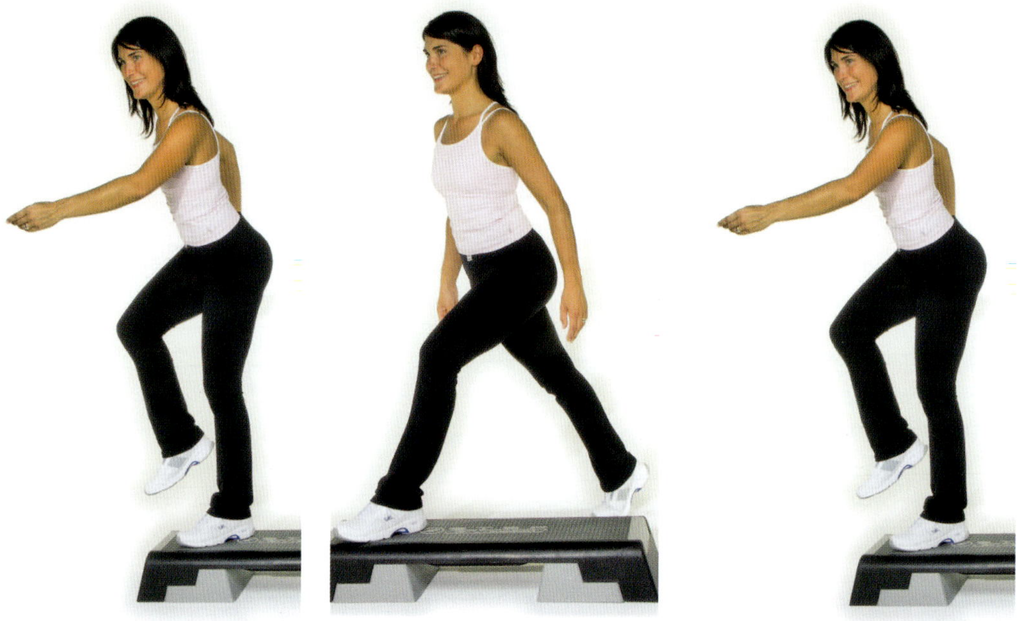

Step Kick (ohne Abb.)

Die Bewegung beginnt wie beim Step Knee Lift. Das Spielbein wird aber in einer „Kick"-Bewegung, von hinten nach vorne geführt. Bei der Trittbewegung behält das Spielbein-Knie eine leichte Beugung bei.

Mambo (ohne Abb.)

Aus der neutralen Position macht das Spielbein einen Schritt nach vorne auf das Step. Die Bewegung des Fußes erfolgt von der Ferse zum Fußballen. Das Körpergewicht wird leicht auf das Spielbeil verlagert, damit die Standbein-Ferse angehoben werden kann. Das Körpergewicht auf das Standbein zurückverlagern und mit dem Spielbein einen Schritt nach hinten beschreiben. Wie auch in der Aerobic kann, je nach Schrittgröße, die Ferse des Spielbeins abgelegt werden. Wird der Schritt nach hinten in einer großen Bewegung durchgeführt, so bleibt die Ferse vom Boden weg, so dass nur der Fußballen Bodenkontakt hat.

Stomp (ohne Abb.)

Wie auch in der Aerobic erfolgt dieser Schritt auf drei Zählzeiten. Der rechte Fuß wird, mit der Abrolltechnik von der Ferse zum Fußballen, nach vorne auf das Step bewegt. Auf der zweiten Zählzeit wird das linke Bein ein wenig vom Boden abgehoben. In der dritten Zählzeit das rechte Bein wieder in die Ausgangsposition zurückstellen.

9 Armbewegungen / Armtechnik

Bizeps Curl

In der aufrechten Körperhaltung stehen. Die Arme befinden sich seitlich neben dem Körper.

Die Hände zu Fäusten ballen und die Arme im Ellbogen beugen.

Aus dieser Position zurück in die Streckung.

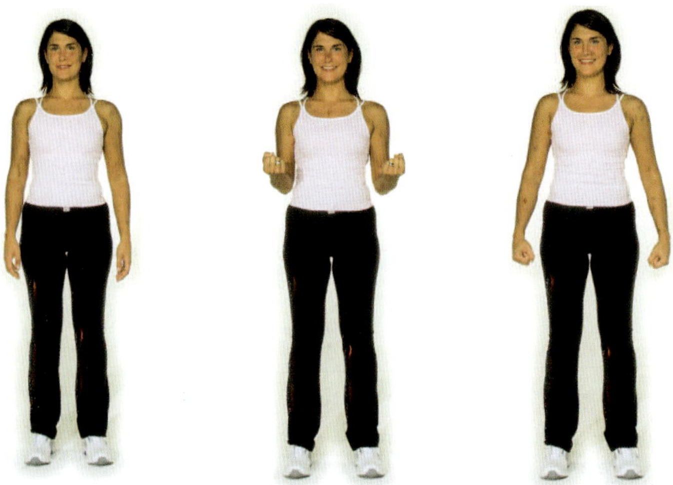

Front Raise

Ausgangsposition ist die aufrechte Körperhaltung. Die Arme befinden sich seitlich am Körper. Diese gestreckt nach vorne führen, Daumen oder Handinnenfläche zeigen dabei nach oben.

Arme zurück in die Ausgangsposition bzw. weiter nach hinten bewegen und die Ellbogen beugen.

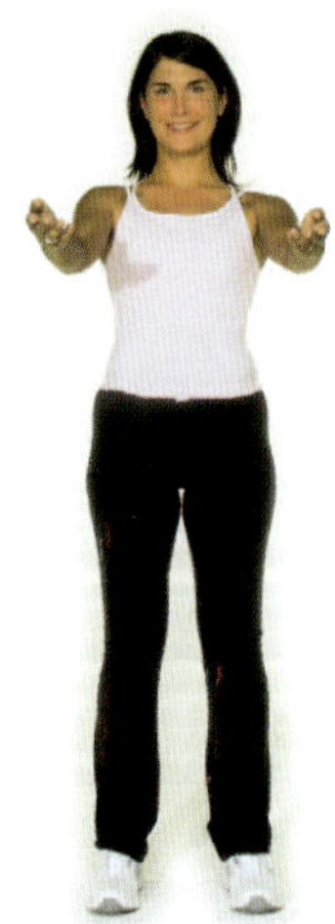

Lateral Raise

Ausgangsposition wie bei Front Raise. Die Arme seitlich bis knapp unter der Schulter anheben. Die Handinnenflächen zeigen nach vorne und die Arme werden noch leicht vor dem Körper positioniert.

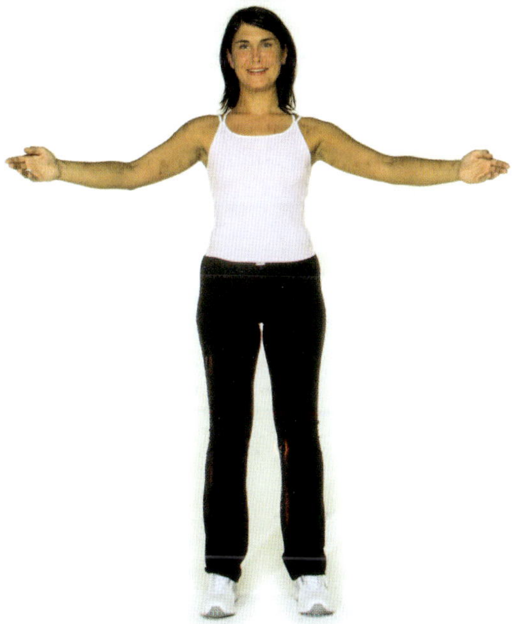

Up Right Row

Aus der Grundposition beide Arme gebeugt nach oben bewegen, bis sich die Hände auf Höhe des Brustbeins befinden. Die Schultern bleiben dabei ruhig, Ellbogen zeigen nach außen.

Aus dieser Position die Arme zurück nach unten bewegen.

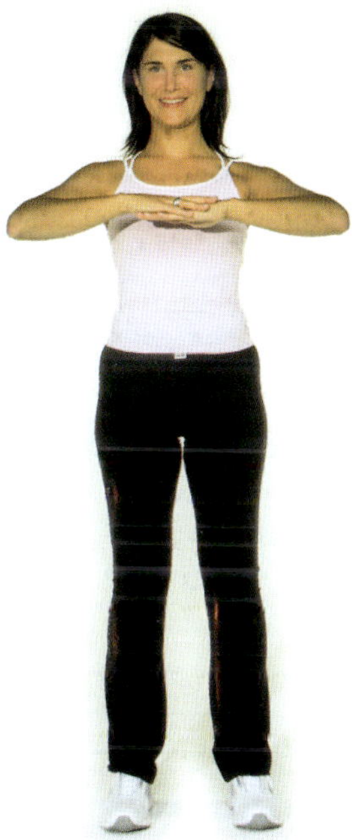

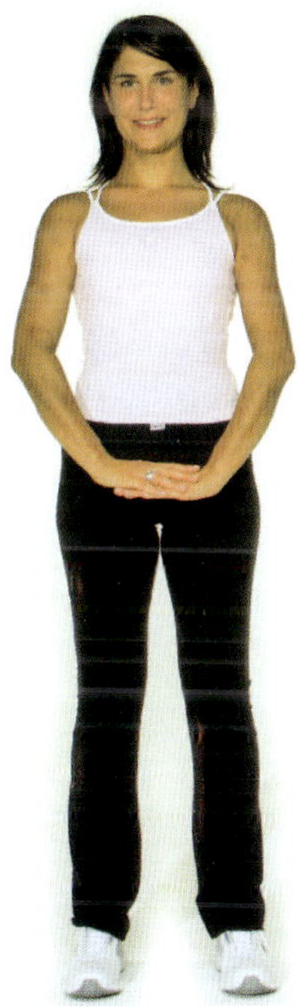

Butterfly

In der Ausgangsposition sind die Arme im Ellbogengelenk gebeugt, zur U-Halte bis kurz unter der Schulter angehoben und leicht vor dem Körper positioniert.

Die Arme aus dem Schultergelenk nach vorne bewegen und bis ca. zur Schulterbreite schließen und wieder öffnen.

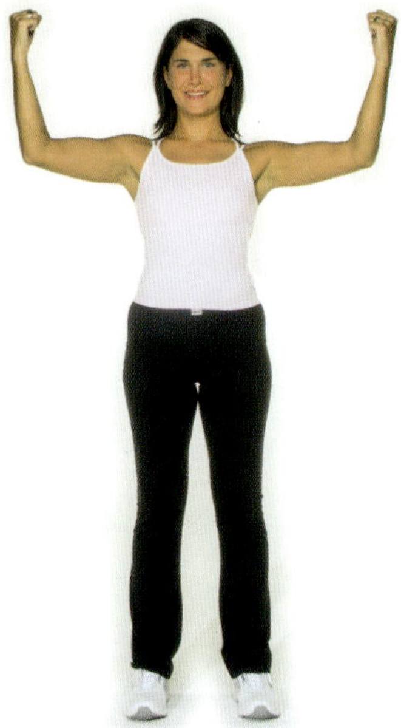

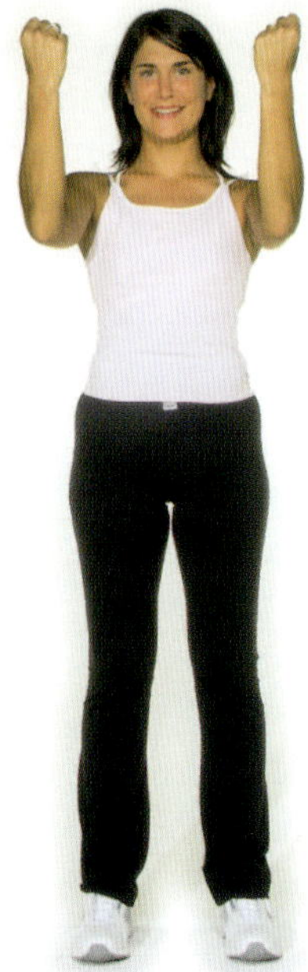

Overhead Press

Die Arme im Ellbogen gebeugt und angehoben. Ellbogen zeigen nach außen und die Hände befinden sich auf Höhe der Schultern.

Die Arme aus dieser Position nach diagonal oben strecken, so dass sich die Arme noch im Blickfeld befinden und schließlich zurück auf Schulterhöhe führen.

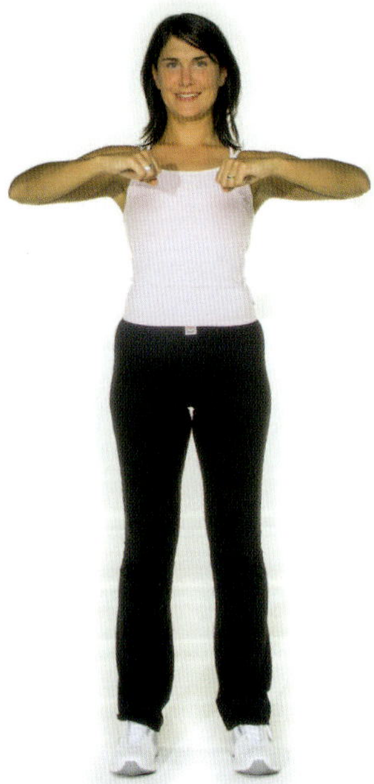

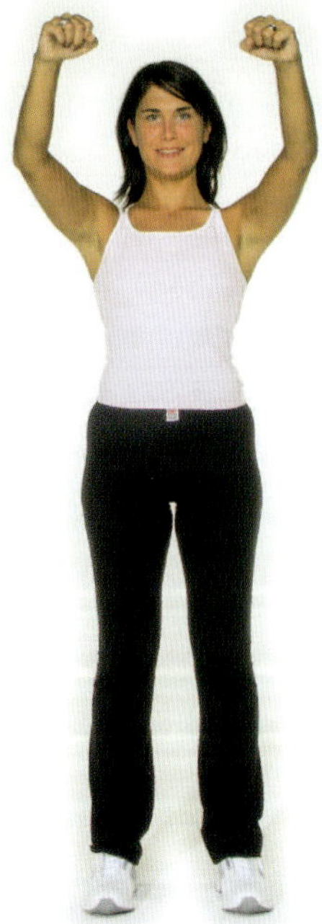

10 Stundenbilder

Die folgenden Stundenbilder bestehen jeweils aus sechs verschiedenen Phasen:

- Warm-up
- Cardio-Teil
- Cool-down I
- Workout
- Cool-down II
- Post-Stretch

s / s / d = single / single / double
re = rechts
li = links
ots = on the Spot (am Platz)

Positionierung am Step aus Teilnehmer-Sicht

Straddle = 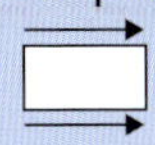

hinter dem Step = 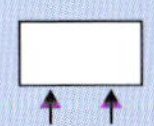

vor dem Step = 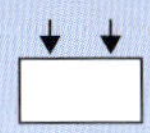

10.1 Stundenbild Aerobic

Beispiel I

Warm-up

Aufbau nach Balanced Add On, d.h. die erste Schrittfolge wird kontinuierlich wiederholt, um ausgewogen auf beiden Seiten zu arbeiten.

Zählzeiten	Schrittmuster	Beinseite	Anzahl der Schritte	Armbewegung	Beabsichtigte Mobilisationen
8	Step Knee Lift s/s/d	re	2 single, 1 double	Bizeps Curl	Hüftgelenk, Ellbogen
8	Side to side	li	4	Schulter kreisen	Sprunggelenk, Schultergelenk
16	Double Step touch	li	4	Front Raise	Schultergelenk
8	Step Leg Curl	li	4	Up Right Row	Kniegelenk
8	Step Touch	li	4	Lateral Raise	Schultergelenk
16	V-Step	li	4		

Im Aufbau ebenso mit der anderen Seite einüben!

Stabilisationstraining

Einbeinstand, das vordere Bein ca. 15 cm anheben, Arme seitlich in die Außenrotation führen und kleine, schnelle Armbewegungen durchführen, um den Körper aus dem Lot zu bringen. Axiale Verlängerung und Körperspannung sind notwendig, um die tiefstliegenden Muskeln optimal zu erreichen.

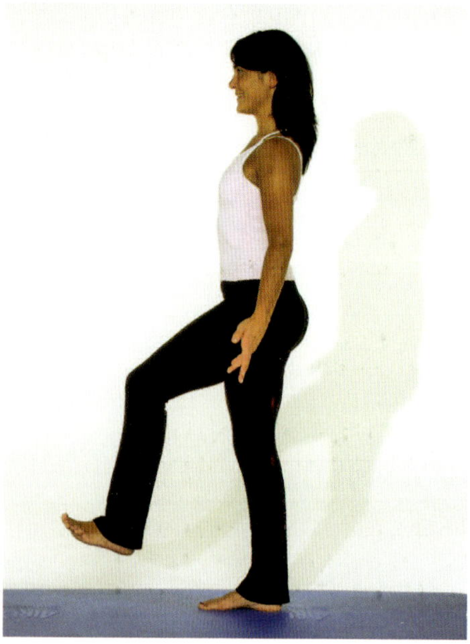

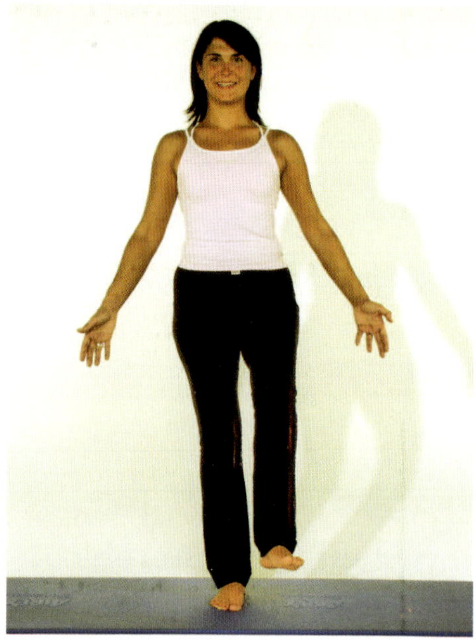

Cardio Teil

Aufbau nach Balance Add On

Zählzeiten	Schrittmuster	Beinseite	Anzahl der Schritte	Raumweg	Armbewegung
4	Walk & Tap	re	1	nach vorne	
4	V-Step	li	1	ots	zum „V“ anheben
4	Walk	li	1	nach hinten	
4	V-Step	li	1	ots	wie oben
8	Cha Cha Mambo	li / re	2	li / re	
8	Squat	li / re	2	ots	

Ebenso mit links

Aufbau nach Balanced Add On

Zählzeiten	Schrittmuster	Beinseite	Anzahl der Schritte	Raumweg	Armbewegung
4	Chassée	re	1	re	von re nach li kreisen
4	V-Step	li	1	ots	auf "5,6" klatschen
8	Step Leg Curl	li	1	L-Form nach li	Front Raise
8	Grapevine	li / re	2	li / re	li / re diagonal anheben
8	Mambo	li	2	ots	über den Kopf heben

Ebenso mit links

Cool-down I

Walk & Tap vor und zurück re / li

4 Push Touch nach vorne re / li

2 Double Step Touch re / li

4 Step Touch re / li

Die Bewegungen können z. B. auf Salsa-Aerobic Musik durchgeführt werden, um das Cool-down I locker zu gestalten.

Workout mit dem AERO-STEP XL

- Kräftigung des Rückenstreckers im Stand

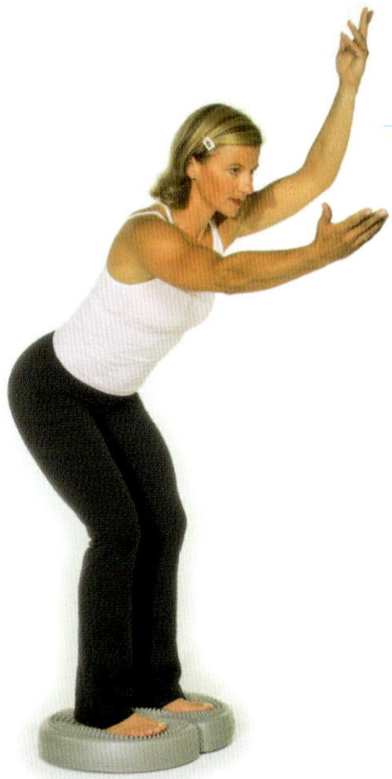

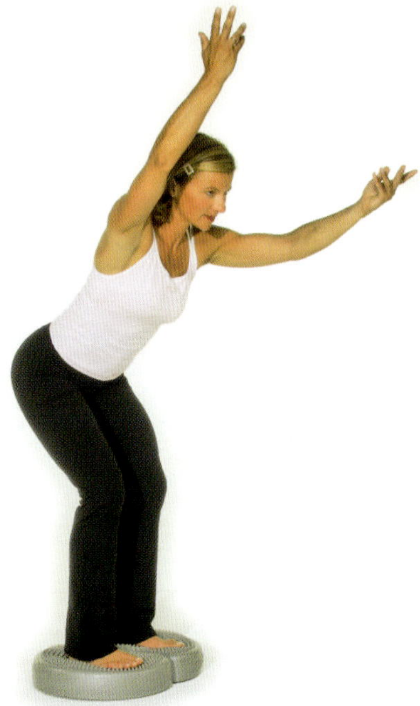

- Kräftigung des Trapezmuskels

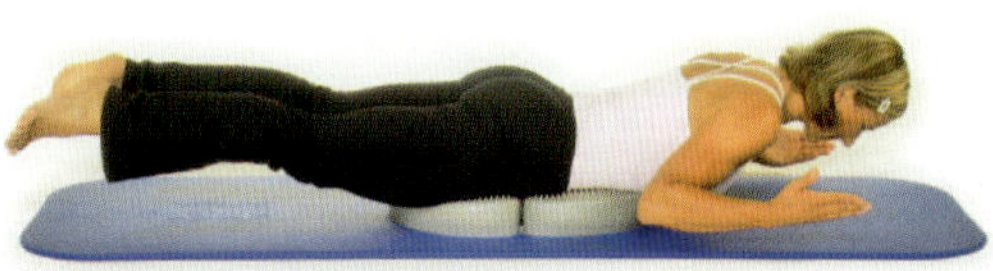

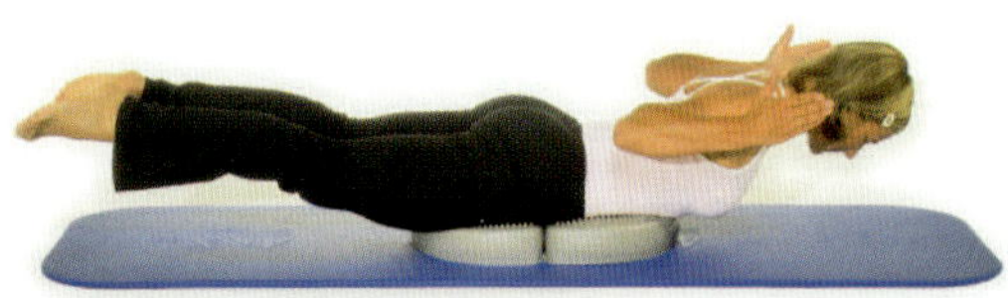

- Kräftigung der Bauchmuskulatur

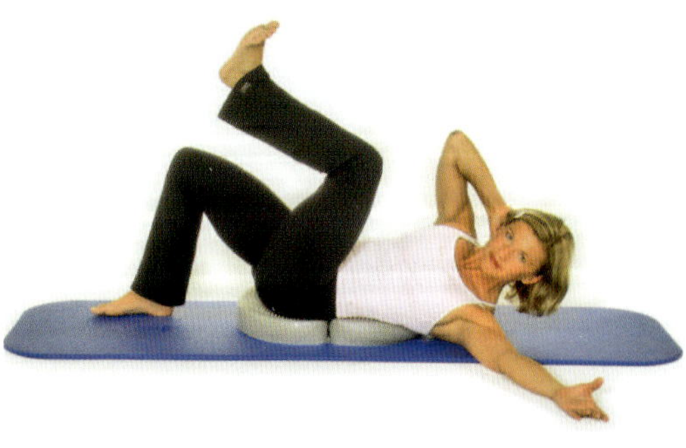

Cool-down II

In Rückenlage: Beine in Richtung Decke strecken und ausschütteln. Anschließend nacheinander ablegen und aufstellen. Ebenso die Arme in Richtung Decke heben und lockern bzw. ausschütteln.

Post-Stretch

Dehnübungen der Pflichtdehnbereiche, wahlweise im Stand oder am Boden, zuzüglich der gekräftigten Muskulatur.
- Brustmuskulatur
- Nackenmuskulatur
- Oberschenkelvorderseite
- Oberschenkelrückseite
- Oberschenkelinnenseite
- Wadenmuskulatur

Beispiel II

Warm-up

Aufbau nach Add On

Zählzeiten	Schrittmuster	Beinseite	Anzahl der Schritte	Armbewegungen	Beabsichtigte Mobilisation
4	Walk nach vorne	re / li / re / li	4	Front Raise	Schultergelenk
4	Push Touch	re / li / re / li	2	Schultern kreisen	wie oben
4	Walk nach hinten	re / li / re / li	4	Front Raise	
4	Step Knee Lift	re / li	2	Front Raise	Hüftgelenk
1-16	Wiederholen ab Walk nach vorne				

Zählzeiten	Schrittmuster	Beinseite	Anzahl der Schritte	Armbewegung	Beabsichtigte Mobilisation
8	Side to side	re / li	4	Up Right Row	Sprunggelenk
8	Step Leg Curl	re / li	4	Front Raise über Schulterhöhe	Kniegelenk Schultergelenk
16	Double Step Touch	re / li	4	Lateral Raise	Schultergelenk

Stabilisationstraining

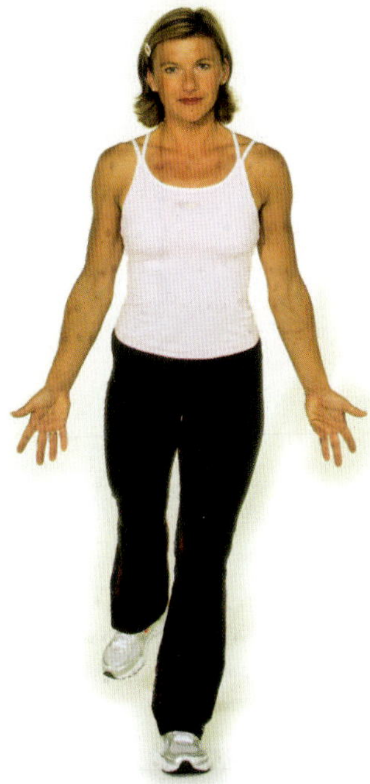

Ausgangsposition: Einbeinstand, rechtes Bein nach hinten verlagern, beide Arme nach unten in eine umgekehrte V-Position führen. Die Bauch- und Gesäßmuskulatur fest anspannen und den Rumpf leicht nach vorne verlagern.

Endposition: Die Arme werden schnell, dynamisch im Wechsel hin und her bewegt.

Cardio-Teil

Aufbau nach Balanced Add On

Zählzeiten	Schrittmuster	Beinseite	Anzahl der Schritte	Raumweg / Besonderheiten	Armbewegung
4	Grapevine	re	1	Auf « 4 » Leg Lift Side	Front Raise
4	Box Step	li	1		
4	Mambo	li	1		Über Kopf heben
4	Pivot Turn	li	1		
8	V-Step	li	2	Je ½ Drehung	
8	Mambo Cha Cha	li / re	2		Zur Seite öffnen

Ebenso mit links

Aufbau nach Add On

Zählzeiten	Schrittmuster	Beinseite	Anzahl der Schritte	Raumweg	Armbewegung
8	Step Leg Curl	re	4	nach vorne gehen	Front Raise über Kopf
6	Stomp	re / li	2	↖↘	
2	Walk & Turn	re / li	2	Durch Drehen zurück	
8	Jumping Jack		2	ots	Seite-hoch-Seite-tief
8	Chassée	re / li	2		Locker mitschwingen

Cool-down I
4 Walk nach vorne
V-Step re
4 Walk nach hinten
V-Step Reverse
4 Step Touch re / li
4 Push Touch front re / li

Workout am Boden ohne Geräte

- Kräftigung der Abduktoren

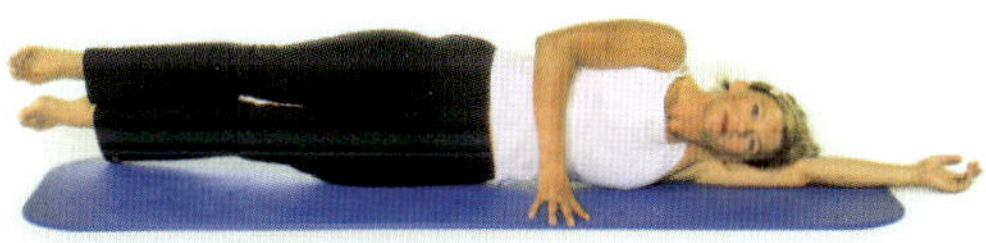

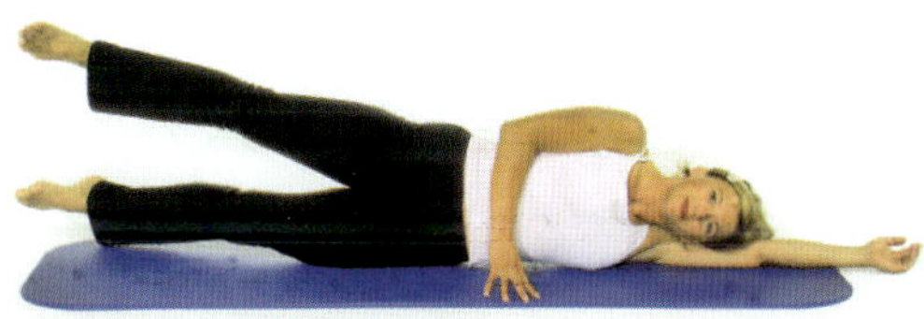

- Kräftigung der Gesäßmuskulatur

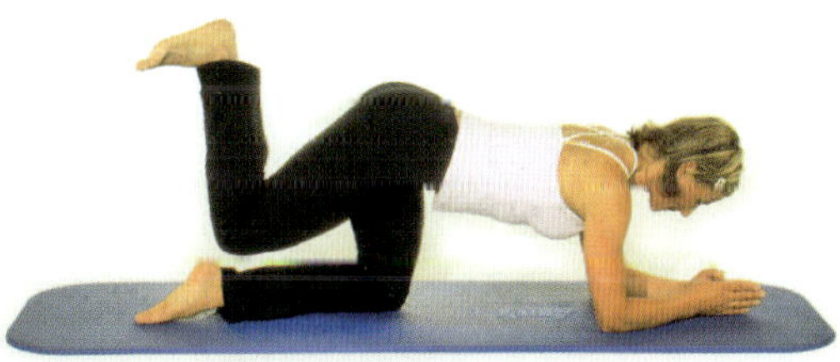

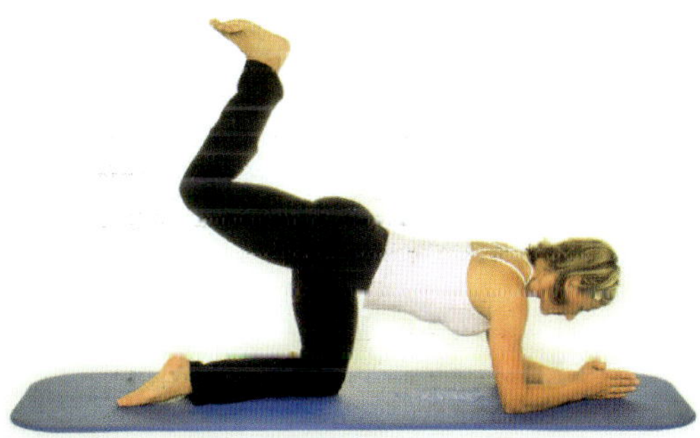

- Kräftigung der schrägen Bauchmuskulatur (auch ohne AERO-STEP XL durchführbar)

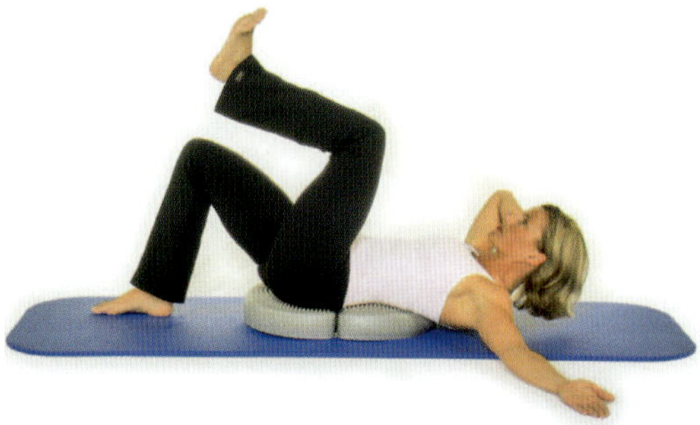

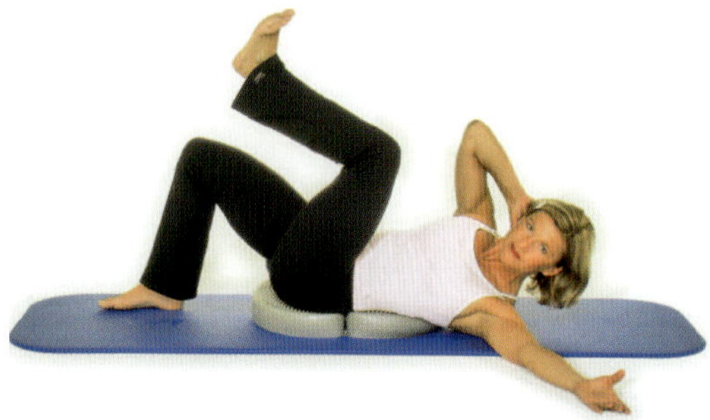

Cool-down II

Am Boden, in Rückenlage. Beine aufstellen, nach rechts und links schaukeln. Arme in Richtung Decke anheben. Erst die Finger bewegen, dann zusätzlich nacheinander Handgelenk, Ellenbogengelenk und Schultergelenk. Anschließend Muskulatur auslockern.

Post-Stretch

Dehnübungen, wahlweise im Stand oder am Boden.

- Nackenmuskulatur
- Brustmuskulatur
- Oberschenkelvorderseite
- Oberschenkelrückseite
- Oberschenkelinnenseite
- Gesäßmuskulatur
- Bauchmuskulatur

10.2 Stundenbild Step Aerobic

Beispiel I

Warm-up
Vorgeschaltet: Side to Side (Sprunggelenksmobilisation) kombiniert mit Schulterkreisen.

Aufbau nach Add On oder Link, Am Boden, ohne Step

Zählzeiten	Schrittmuster	Beinseite	Anzahl der Schritte	Armbewegungen	Beabsichtigte Mobilisation
8	Step Touch	re	4	Lateral Raise	Schultergelenk
8	Double Step Touch	re	2	Up Right Row	Ellbogen- und Schultergelenk
8	Step Leg Curl s / s / d	re	1 = s 2 =d	Bizeps Curl	Kniegelenk
8	Walk um das Step	li	8		

Aufbau nach Balanced Add On, Mit Step-Einsatz

Zahlzeit	Schrittmuster	Beinseite	Anzahl der Schritte	Armbewegungen	Beabsichtigte Mobilisation
4	Step Kick	re	1	klatschen	
12	Basic Step	re	3	Front Raise	
16	Step Knee Lift	re	4	von oben ziehen	Kniegelenk

Ebenso mit links

Stabilisationstraining (s. S. 48 und 52)

Cardio-Teil

Aufbau nach Balanced Add On

Zählzeiten	Schrittmuster	Beinseite	Anzahl der Schritte	Armbewegungen	Besonderheiten
8	Step Knee Lift March	re	3	von oben ziehen	L-Form
8	Box Step	li	2	seitl. strecken	um das Step
4	V-Step	li	1		
4	Mambo	li	1	locker vor Kopf anheben	
8	Step Leg Curl	li	2	Bizeps Curl	

Ebenso mit links

Aufbau nach Balanced Add On

Zählzeit	Schrittmuster	Beinseite	Anzahl der Schritte	Armbewegungen	Besonderheiten
4	Step Kick	re	1	klatschen	
4	Walk	li	1	locker mitschwingen	auf die andere Step Seite laufen
4	Basic Over the Top	li	1	vor dem Körper kreisen	nach vorne zurückkehren
4	Basic Step	li	1	Front Raise	
16	Step Leg Curl	li	4	Overhead press	um das Step an jede Ecke

Ebenso mit links

Cool-down I

Ohne Step: 3 Double Step Touch re;
Mambo li
4 Step Touch li
4 Push Touch auf das Step

Ebenso mit links

Workout mit Physio Tube Basic Pro

Kräftigung der Außenrotatoren im Stand

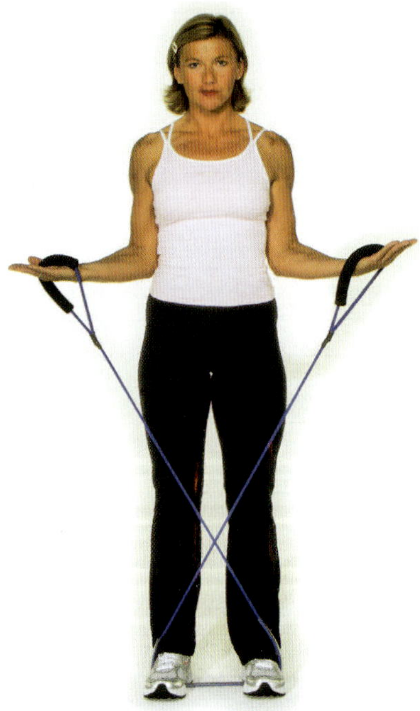

Kräftigung der Rückenmuskulatur im Stand

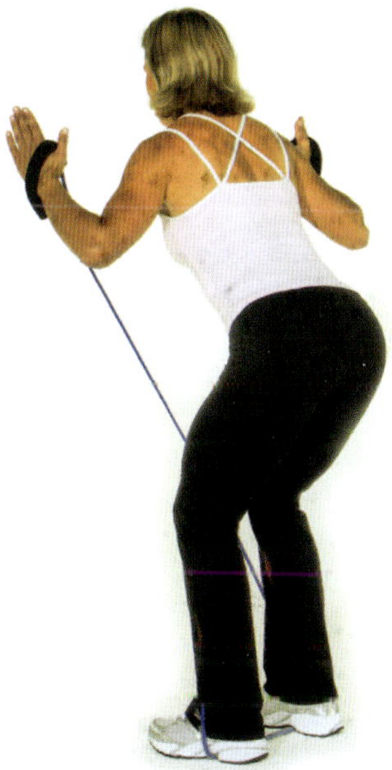

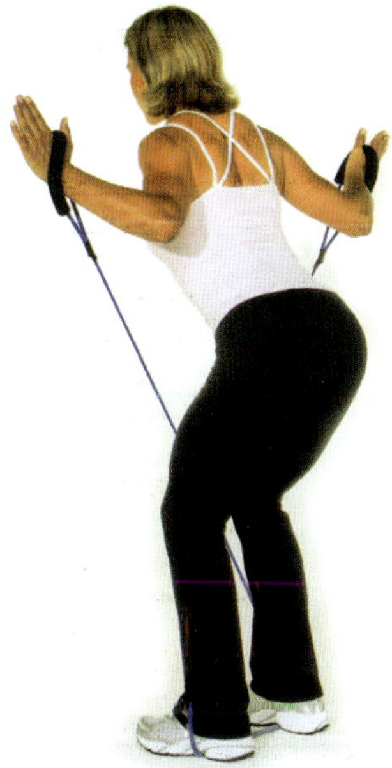

Kräftigung des Triceps brachii

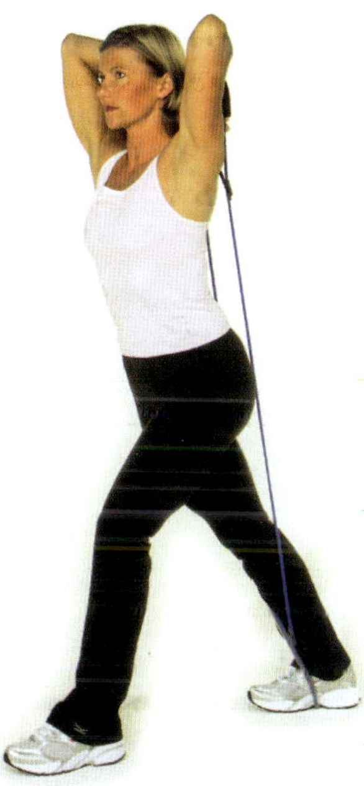

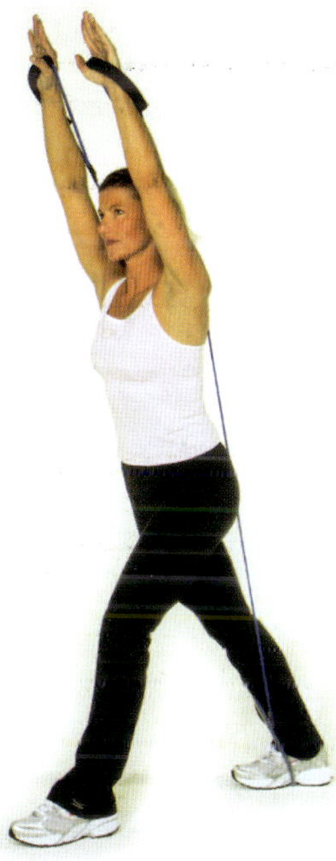

Cool-down II

Im Stand. Finger und Handgelenke bewegen, anschließend auch Ellbogen- und Schultergelenk. Dann beide Arme ausschütteln.

Ebenso nacheinander rechts und links Fußzehen und Sprunggelenke bewegen und die untere Extremität lockern.

Post-Stretch

Dehnungen der Pflichtdehnbereiche im Stand.
- Brustmuskulatur
- Nackenmuskulatur
- Oberschenkelinnenseite
- Oberschenkelvorderseite
- Oberschenkelrückseite
- Wadenmuskulatur
- Armstrecker (Trizeps)

Beispiel II

Warm-up

Am Boden, ohne Step, nach Balanced Add On

Zählzeiten	Schrittmuster	Beinseite	Anzahl der Schritte	Armbewegung	Beabsichtigte Mobilisation
6	Step Leg Curl	re /li / re	3	Front Raise	Kniegelenk Schultergelenk
2	March	li / re	2		
8	V-Step	li / re	2		
8	Side to side	li / re	4	Schulter kreisen	Sprunggelenk Schultergelenk
8	Step Touch	li / re	4	Lateral Raise	Schultergelenk

Ebenso mit links

Unter Einbezug des Step, nach Balanced Add On

Zählzeiten	Schrittmuster	Beinseite	Anzahl der Schritte	Armbewegung	Beabsichtigte Mobilisation
6	Step Leg Curl	re / li / re	3 (auf dem Step)	Front Raise	Kniegelenk
2	March /Abstieg am Boden	li / re	2		
8	Basic Step	li	2	Chest press	Schultergelenk
16	Step Knee Lift	li / re	4	Front Raise nach oben, über Schulterhöhe	Kniegelenk Schultergelenk

Stabilisationstraining

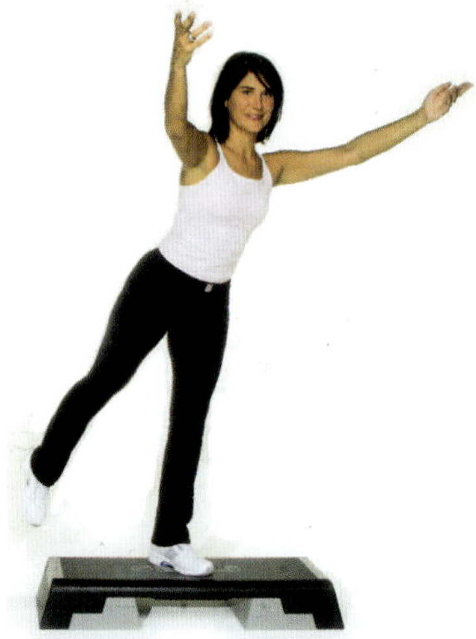

Cardio-Teil

Zählzeiten	Schrittmuster	Beinseite	Anzahl der Schritte	Raumweg	Besonderheiten
4	Basic Straddle	re	1	Nach li drehen	
4	Mambo Cha Cha	re	1	Nach li schauen	Um die li Ecke, am Boden
4	Basic Over the Top	li	1	Stand vor dem Step	
4	V-Step	li	1	Stand vor dem Step	
4	Step Knee Lift	li	1	Mit "Hop" über das Step zurück hinter das Step	
4	Step Knee Lift	li	1	Am Boden ausführen	
8	Cha Cha Cha	li / re			

Ebenso mit links ausüben

Cool-down I

Walk & Tap zur Seite re / li
4 Step Touch (kleine lockere Bewegungen) re / li
Walk & Tap zur Seite re / li
2 Mambo re

Workout mit der FLEXI-BAR und dem AERO-STEP XL

- Kräftigung der Rückenmuskulatur.

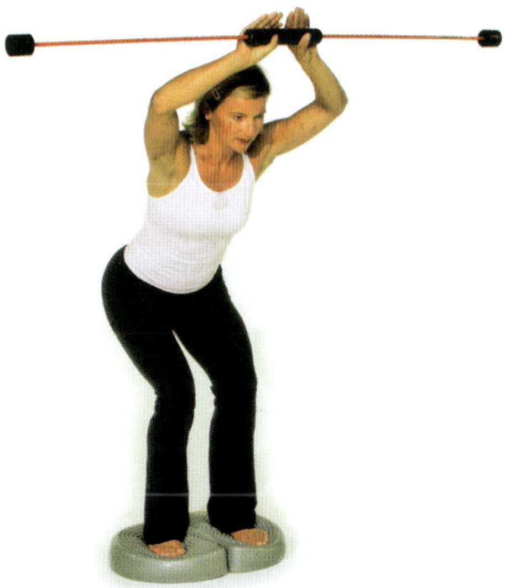

- Ganzkörperkräftigung

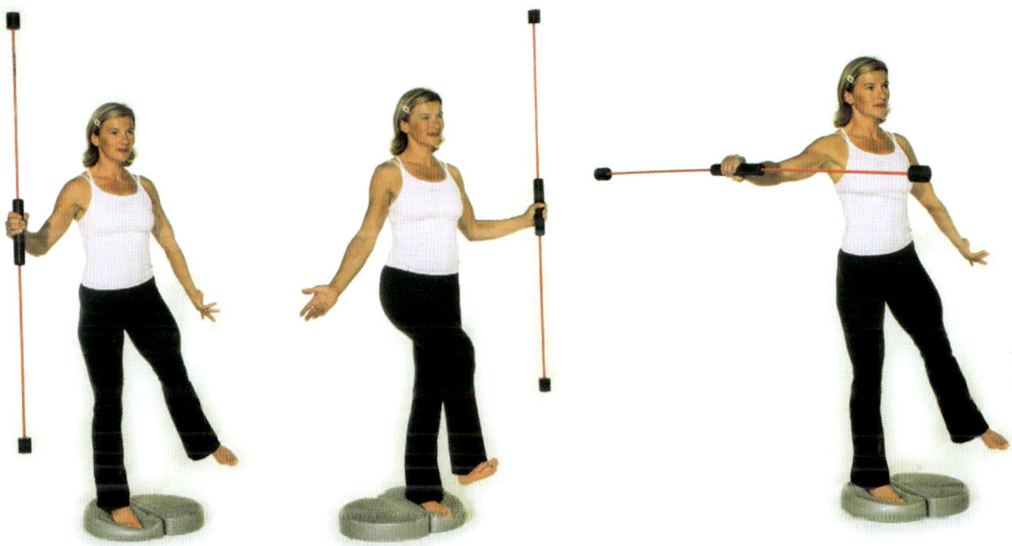

- Kräftigung des Armstreckers (M. triceps brachii)

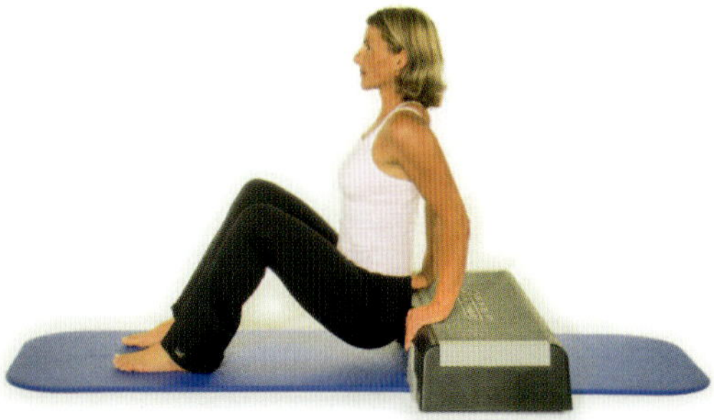

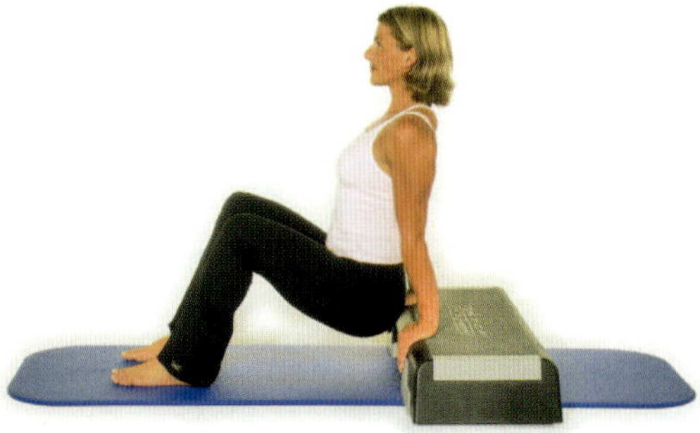

Cool-down II

In Rückenlage nacheinander die Beine in Richtung Brustkorb ziehen und nach rechts / links schaukeln. Knie mit Hilfe der Hände vom Brustkorb wegbewegen und wieder annähern. Anschließend mit dem Becken Kreise am Boden beschreiben. Nachher Arme und Beine ausschütteln.

Post-Stretch

Wahlweise im Stand oder am Boden.
- Wadenmuskulatur
- Adduktoren
- Brustmuskulatur
- Oberschenkelvorderseite
- Oberschenkelrückseite
- Oberarmrückseite
- Nackenmuskulatur

11 Aerobic Choreographie Blöcke

11.1 Aerobic

Block I nach Add On oder Link

Zählzeiten	Schrittmuster	Beinseite	Anzahl der Schritte	Raumweg
8	Step Touch	re	4	nach vorne ⇧
8	Grapevine	re / li	2	re / li
8	Pony	re / li	4	nach hinten ⇩
8	Jumping Jack		4	ots

Block II nach Balanced Add On

Zählzeiten	Schrittmuster	Beinseite	Anzahl der Schritte	Raumweg
8	Step Leg Curl	re s/s/d	2 single 1 double	ganze Drehung über re ⮫
8	Chasseé	li / re	2	nach li / re
8	V-Step	li	2	je ½ Drehung
8	Mambo	li	2	ots

Block III nach Balanced Add On

Zählzeiten	Schrittmuster	Beinseite	Anzahl der Schritte	Raumweg
4	Double Step Touch	re	1	nach re
4	Step Touch	li / re	2	ots
8	Mambo Cha Cha	li / re	2	nach hinten und vorne ⇩⇧
8	V-Step	li	2	ots
8	Step Leg Curl	li / re	4	im Viereck nach links beginnend

Block IV nach Add On oder Link

Zählzeiten	Schritt	Beinseite	Anzahl der Schritte	Raumweg
16	Grapevine	re / li	4	im Viereck nach rechts beginnend
6	Stomp	re / li	2	diagonal ⬂ ⬉
2	Walk	re	2	ganze Drehung über li
8	Mambo	re	2	ots

Block V nach Balanced Add On

Zählzeiten	Schritt	Beinseite	Anzahl der Schritte	Raumweg
4	Grapevine	re	1	nach re
4	Mambo	li	1	ots
4	V-Step	re	1	ots
4	V-Step reverse	re	1	ots
8	Chassée	li / re	2	nach diagonal vorne ⬉
8	Pony	li / re	4	nach hinten

11.2 Step Aerobic

Um eine rechts-links Ausgewogenheit zu gewährleisten, sind die hier aufgeführten Blöcke nach Balanced Add On zu unterrichten und auf beiden Seiten aufzubauen.

Es ist sinnvoll, die Positionierung des Steps im Raum zu definieren, um die Anweisungen klar angeben zu können. Die seitliche Orientierung lässt sich gut anhand der Räumlichkeiten beschreiben, z. B. „ zur Uhr, zum Spiegel usw.“.

Block I

Zählzeiten	Schritt	Beinseite	Anzahl der Schritte	Raumweg	Besonderheiten
4	Mambo	re	1	ots	
4	Step kick	re	1	ots	
8	V-Step	li	2	ots	
6	Stomp	li / re	2	ots	
2	Reverse turn	li	½		Auf Step, Blick nach hinten
6	Stomp	li / re	2	Step down	
2	Reverse turn	li	½		

Ebenso mit links beginnend

Block II

Zählzeiten	Schritt	Beinseite	Anzahl der Schritte	Raumweg	Besonderheiten
8	Step Knee Lift March March	re /li / re	3	L-Form	Am Boden, um das Step herum
8	Basic Over the Top	li	2	ganze Drehung	
8	Mambo Cha Cha	li / re	2	diagonal li	
4	Reverse turn	li	1		
4	Basic Step	li	1		

Ebenso mit links beginnend

Block III

Zählzeiten	Schritt	Beinseite	Anzahl der Schritte	Raumweg	Besonderheiten
4	Step Leg Curl	re	1	ots	
4	Basic Step	li	1	ots	
8	Box Step	li	2		
4	Mambo	li	1	ots	An der rechten Ecke
4	Pivot Turn	li	1	ots	An der rechten Ecke
4	Reverse Step	li	1	ots	
4	V-Step	li	1	ots	

Block IV

Zählzeiten	Schritt	Beinseite	Anzahl der Schritte	Raumweg	Besonderheiten
4	Step Leg Curl	re	2 (Double Curl)	an li Ecke	
4	Box Step	li	1	li Ecke	Am Boden, aus Step Leg Curl kommend
8	Basic Over	li	2	Über das Step	
4	Mambo	li	1		
4	V-Step	li	1	ots	
8	Step Kick	li	2		

Block V

Zählzeit	Schritt	Beinseite	Anzahl der Schritte	Raumweg	Besonderheiten
4	Basic Over	re	1	⇑	
4	Step Leg Lift back	re	1	⇓	Hinten überkreuzt
8	Step Knee Lift	li / re	2	re / li Ecken	
4	Basic Straddle	li	1		Step zwischen den Füßen; Blick nach links
4	Mambo Cha Cha	li	1		Zurück nach vorne kommen und Mambo auf Step
4	Basic Straddle	re	1		wie oben
4	Mambo Cha Cha	re	1		wie oben

11.3 Beispiele für Armchoreographie

Im Folgenden werden Choreographie - Beispiele für Armbewegungen mit acht Zählzeiten vorgestellt, welche jedoch durchaus miteinander kombiniert oder auf vier Zählzeiten gekürzt werden können.

Beispiel I

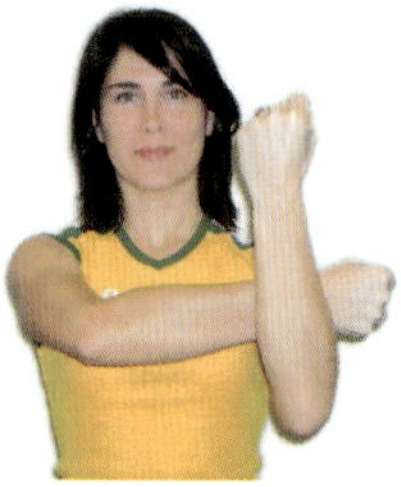

1. Zz

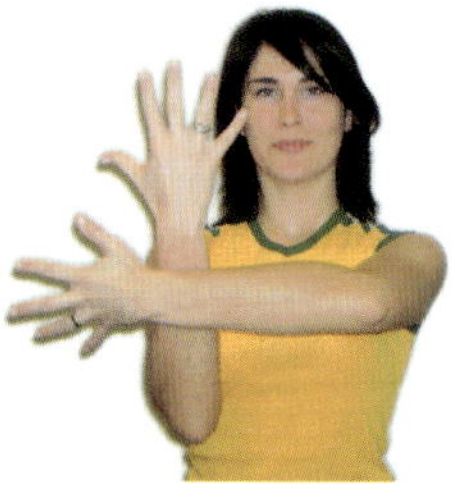

2. Zz

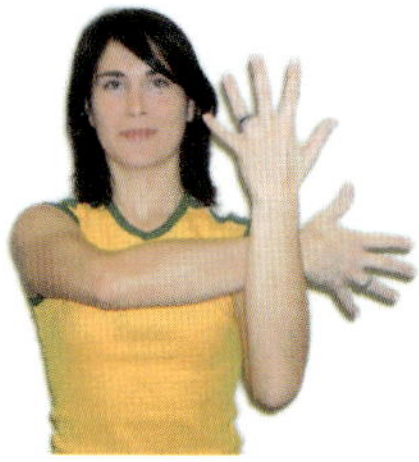

3. Zz

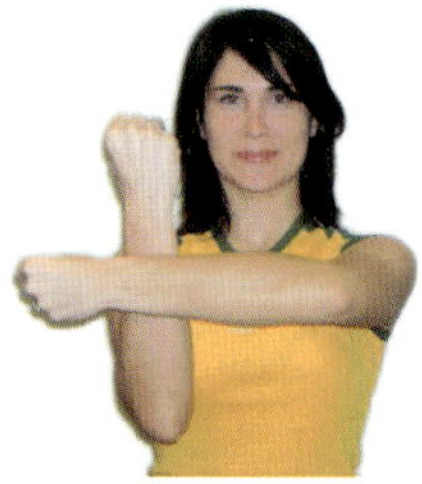

4. Zz

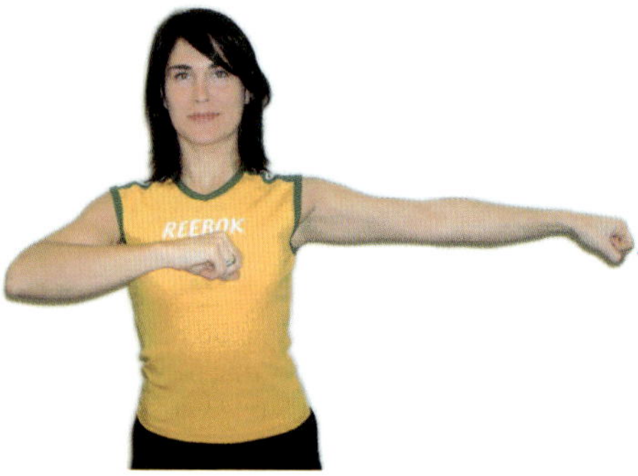

5. Zz

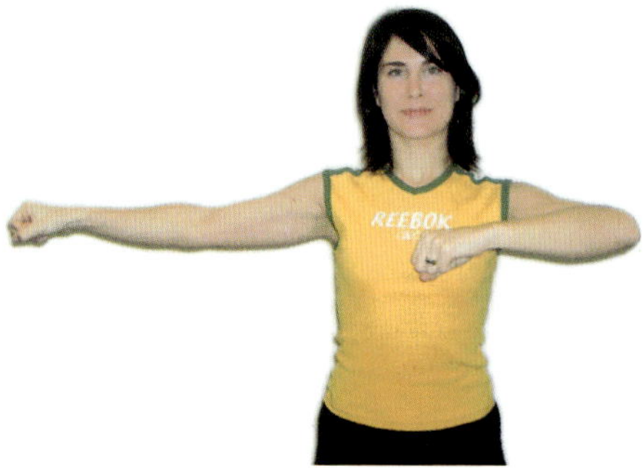

6. Zz

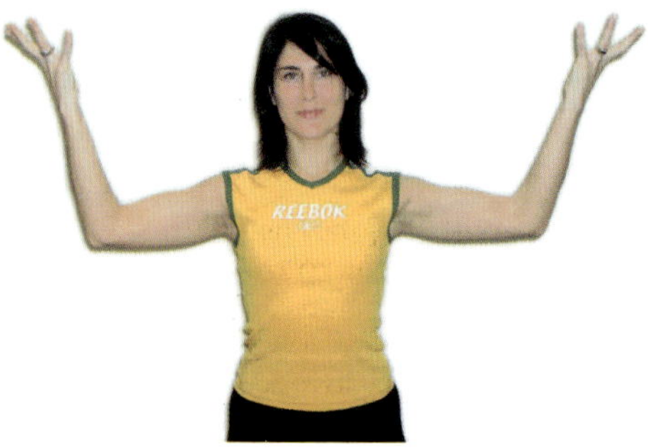

7. Zz

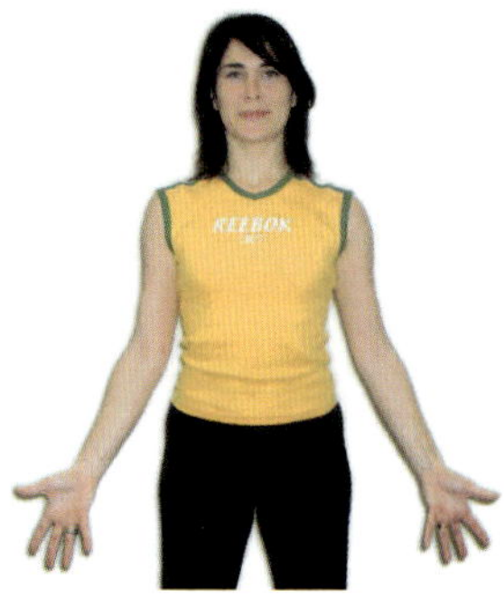

8. Zz

Beispiel II

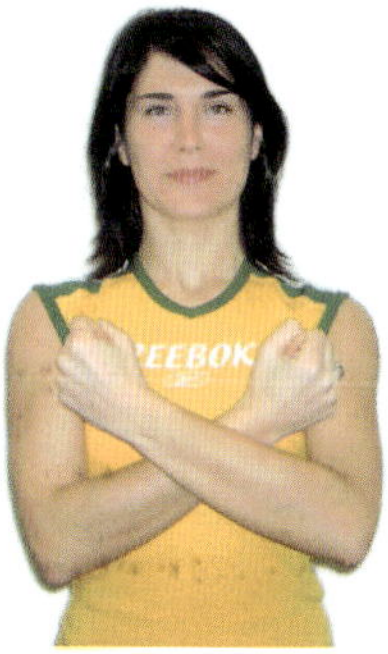

1.+ 2. Zz

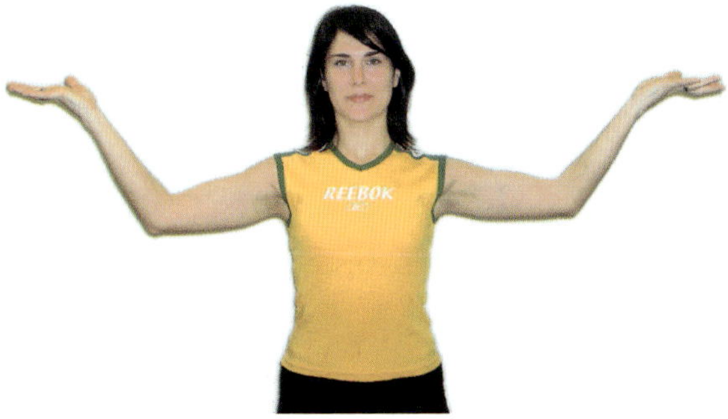

3.+ 4. Zz

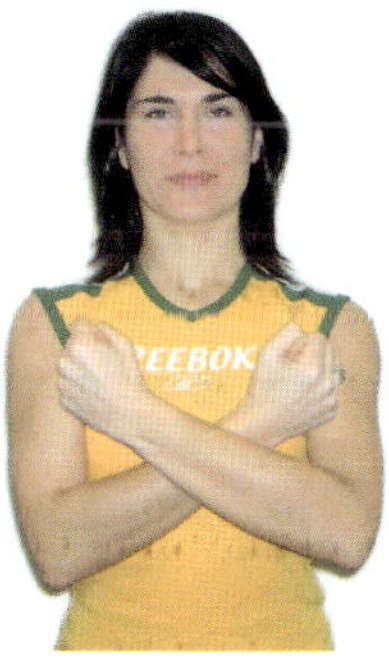

5. Zz

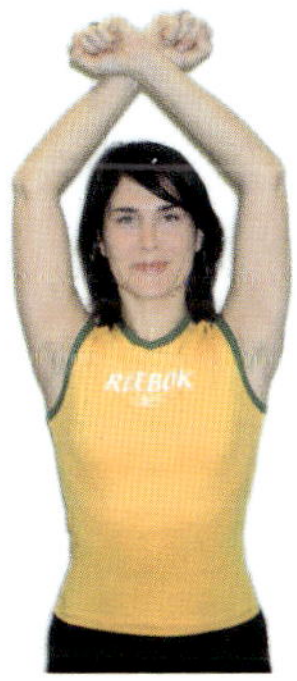

6. Zz

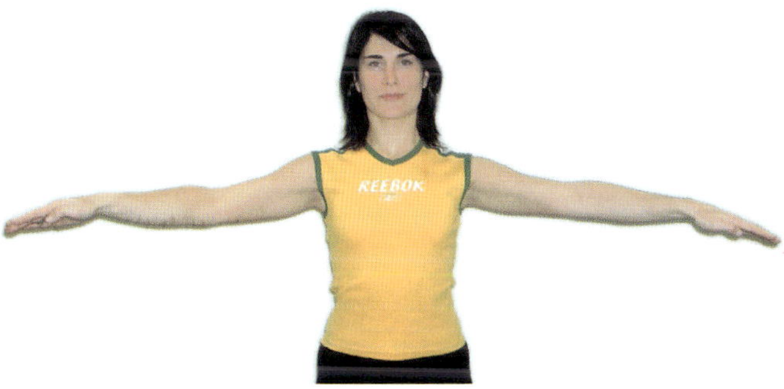

7. Zz

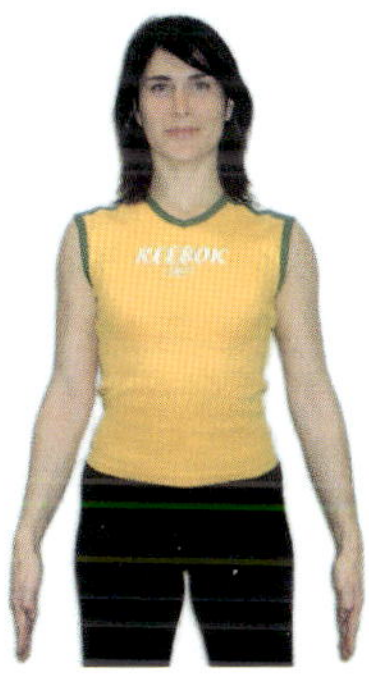

8. Zz

Beispiel III

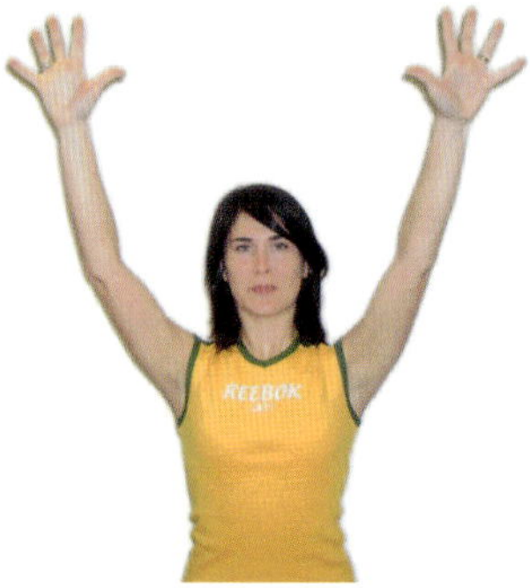

1. Zz

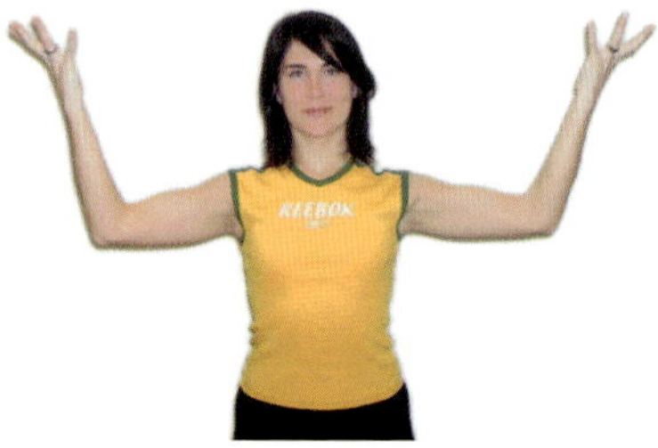

2. Zz

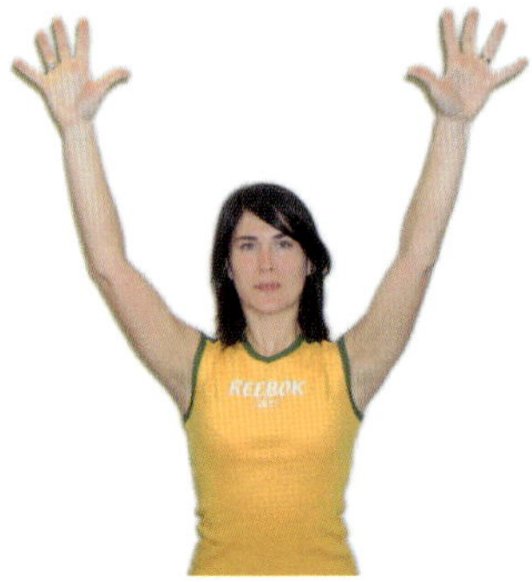

3. Zz

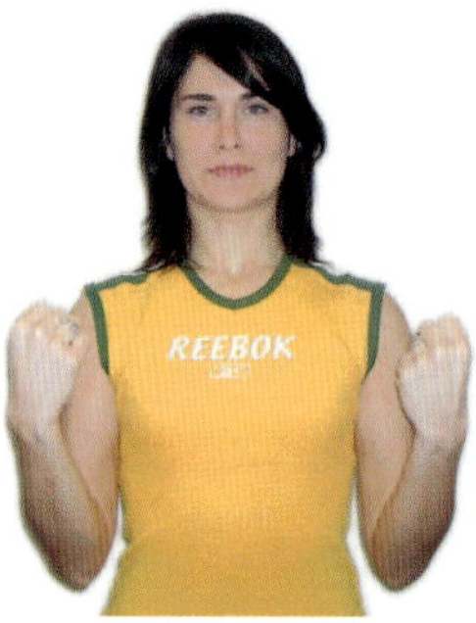

4. Zz

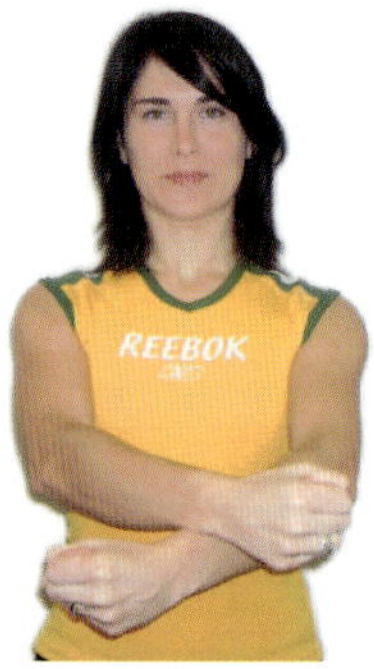

5. Zz

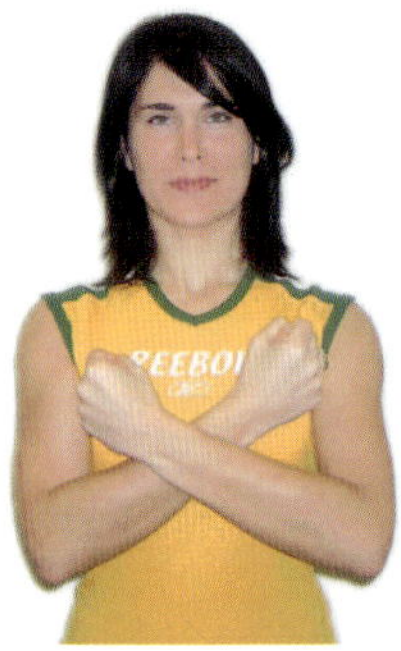

6. Zz

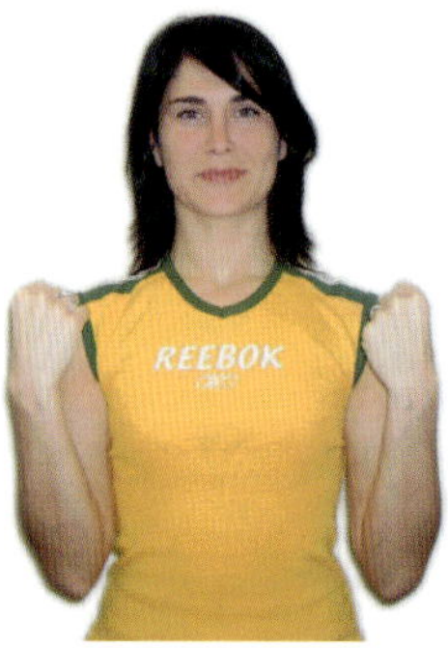

7. Zz

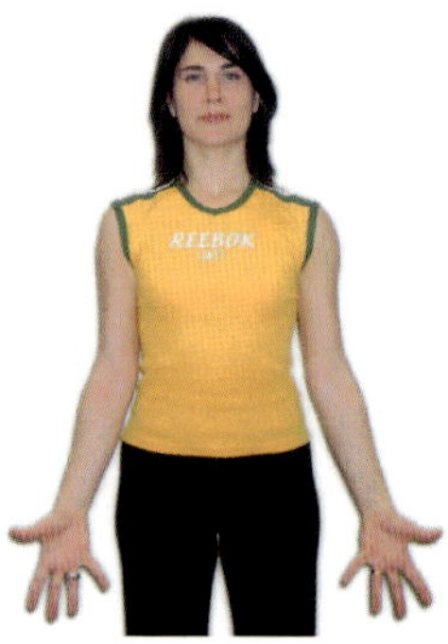

8. Zz

12 Stabilisatorentraining mit dem AERO STEP XL und der FLEXI-BAR

Körperhaltung bedeutet in erster Linie, „Gegenkraft zur Schwerkraft“ zu entwickeln. Aufrechte Haltung hat nichts mit antrainierter Kraft oder über die Rückenschule erlernte Körperpositionierung zu tun, sondern ist ein Reflex („Uransteuerung“). Viele externe Faktoren, z. B. Temperatur, Gewohnheiten als auch interne Einflüsse, wie z. B. Erbanlage, Psyche, Schmerz, Alter, können diese natürliche Haltungsansteuerung beeinflussen. Kinder beugen sich nicht; ihre Wirbelsäule ist lang gezogen und ihre Haltung sehr aufrecht.

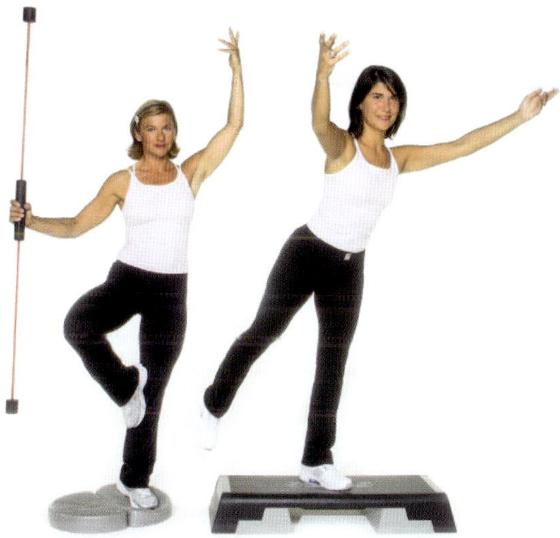

Die Körperhaltung sowohl im Alltag als auch während des Trainings entscheidet, wie die Gelenke belastet werden, welche Muskelgruppen mehr und welche weniger angesprochen und gefordert werden und wie sich schließlich der Körper entwickelt.

Es gibt neben der mathematischen Intelligenz auch die Bewegungsintelligenz. Manche Menschen bewegen sich einfach schön, elegant und wirken dabei attraktiv. Je präziser das Training (mit dem Ziel, der Beugehaltung entgegen zu wirken) ausgeführt wird, desto harmonischer entwickelt sich ein Körper.

Im Gesundheitssport, also auch in Aerobic und Step Aerobic, spielt inzwischen das Stabilisationstraining eine sehr wichtige Rolle.

Das sensomotorische Training (auch Propriozeption genannt – ein Teilaspekt der Koordination) wird überwiegend einbeinig, auf labilen Unterlagen, wie z. B. einem Aero Step XL, einer zusammengelegten Matte oder mit geschlossenen Augen im Training ausgeführt.

Das Ziel des Stabilisationstrainings ist zunächst, die koordinativen Fähigkeiten zu optimieren. Erst anschließend können die geforderten Kraft- und Bewegungsreize gesetzt werden.

Durch das Stabilisationstraining kommt es zu zahlreichen positiven Effekten: Z. B. zur Verbesserung des Gelenkschutzes, des Nervensystems, der intra- als auch intermuskulären Koordination, der Schaffung neuer Bewegungsmöglichkeiten und dem Abbau störender Verhaltens- oder Bewegungsmuster.

Empfohlen wird das Stabilisatorentraining nach dem Warm-up. Die Dauer beträgt einige Minuten, abhängig von der Übungsauswahl und der Intensität.

Übungsbeispiel

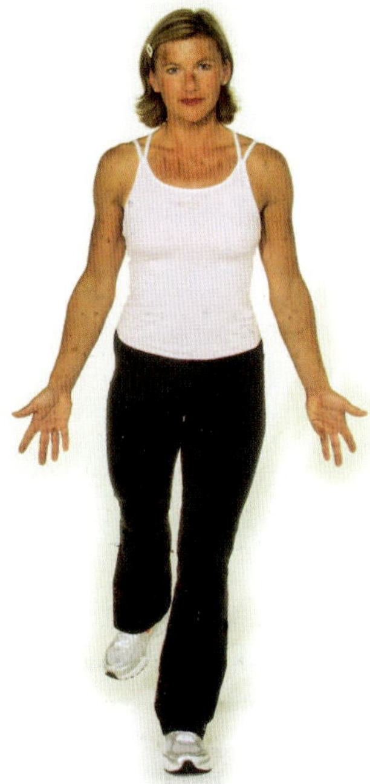

Ausgangsposition: Einbeinstand links, mit axialer Verlängerung (Streckung der Wirbelsäule), das rechte, gestreckte Bein nach hinten verlagern, beide Arme in die Außenrotation führen und neben dem Körper positionieren.

Ausführung: Beide Arme möglichst schnell hin und her bewegen, die Bewegungsamplitude beträgt ca. 20 cm.

Alle Übungen, die mit dem Aero Step vorgestellt werden, sind ebenfalls ohne Gerät durchführbar und im Warm-up leicht umsetzbar.

12.1 Stabilisation mit dem Aero Step XL

Übung 1

Ausgangsposition: Hüftbreiter Stand mit leichter Kniebeugung, den geraden Rumpf nach vorne verlagern, beide Arme in die obere Diagonale anheben. Beide Schultern bleiben tief. Beide Handinnenflächen nach oben richten (Außenrotation im Schultergelenk).

Ausführung: Beide Arme werden hin und her bewegt, in der Luft „hacken".

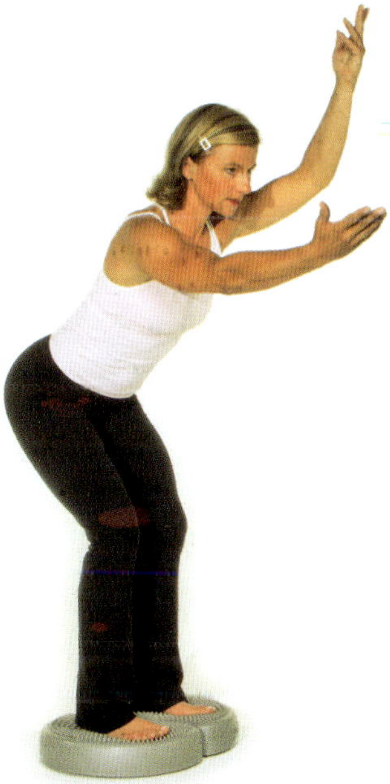

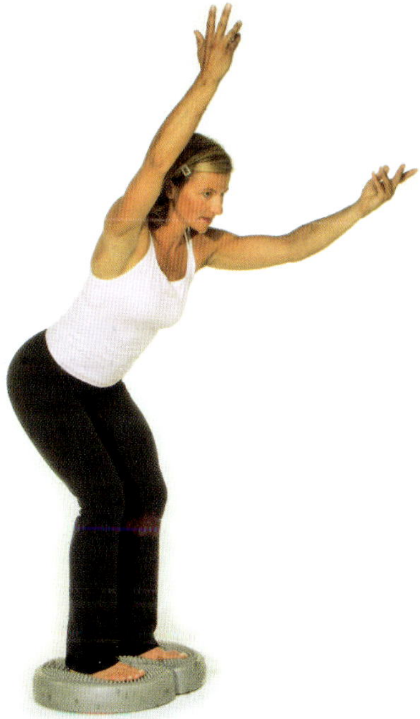

Übung 2

Ausgangsposition: Einbeinstand links, das gestreckte rechte Bein nach hinten und den Rumpf leicht nach vorne verlagern, beide Arme in U-Halte führen, die Schultern tief halten, den Rumpf leicht nach vorne verlagern.

Ausführung: Gleichgewicht halten, beide Schultern werden nach hinten gekreist.

Alternativversion: Beide Schulterblätter werden dynamisch zusammengeführt oder gekreist.

Alternativversion: Das Spielbein heranziehen und wieder strecken.

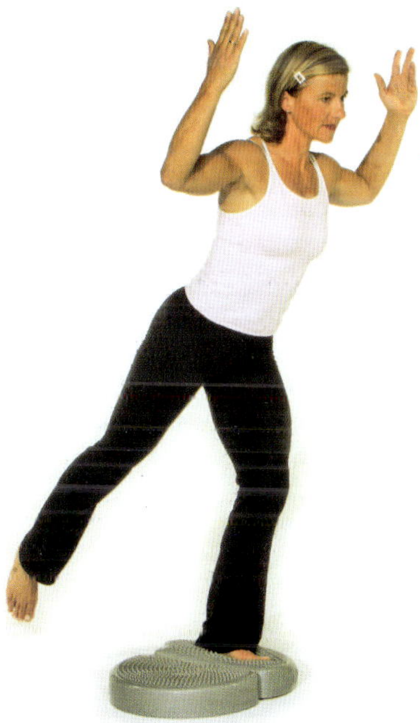

Übung 3

Ausgangsposition: Einbeinstand mit Kniebeugung, der Rumpf ist aufgerichtet.

Ausführung: Im Wechsel werden Squats Front ausgeführt.

Alternativversion: Zusätzlich werden diverse Armbewegungen ausgeführt, die die Teilnehmer ohne Ankündigung nachmachen können (mit und ohne verbale Anweisungen).

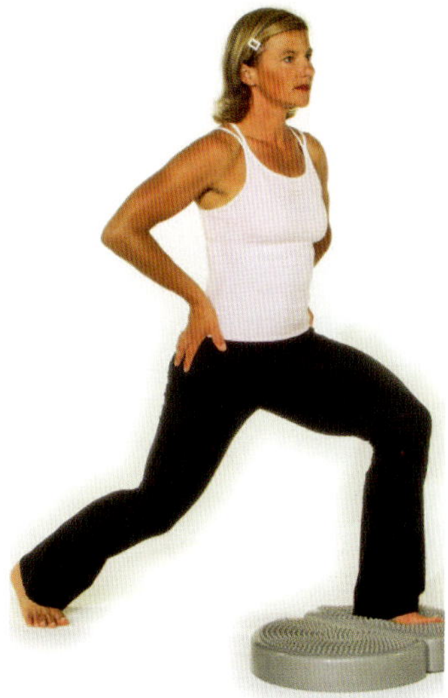

Übung 4

Ausgangsposition: Einbeinstand links, das rechte Bein hinten abstellen, so dass beide Fußspitzen nach vorne zeigen. Beide Arme nach oben strecken, die Schultern dabei unten halten.

Ausführung: Die rechte Ferse wird angehoben und dazu diverse Armbewegungen ausgeführt. Die Teilnehmer machen diese Armbewegung mit oder ohne verbale Anweisungen nach.

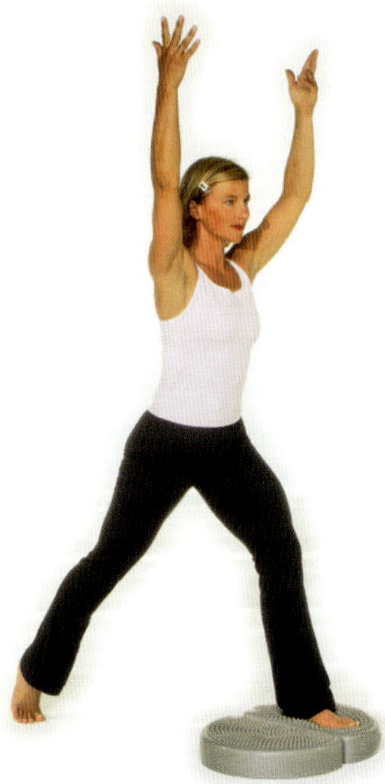

12.2 Stabilisation mit der FLEXI-BAR

Übung 1

Ausgangsposition: Einbeinstand rechts, das linke Bein etwa 10-15 cm vom Boden anheben. Mit beiden Händen in Brusthöhe die FLEXI-BAR waagerecht halten.

Ausführung: Die FLEXI-BAR wird oszilliert (zum Vibrieren gebracht), ca. 20-50 cm, je nach Leistungszustand.

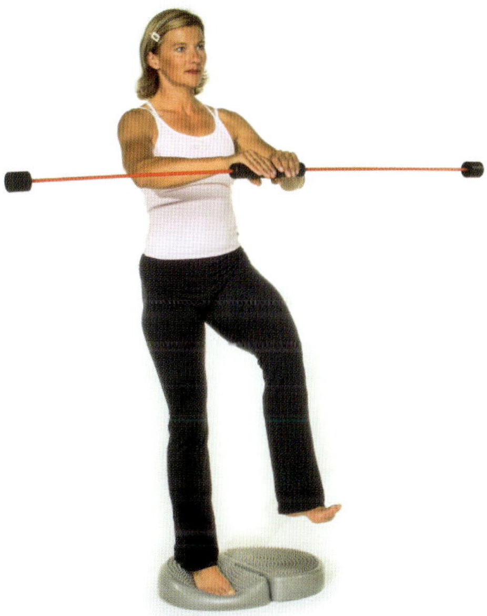

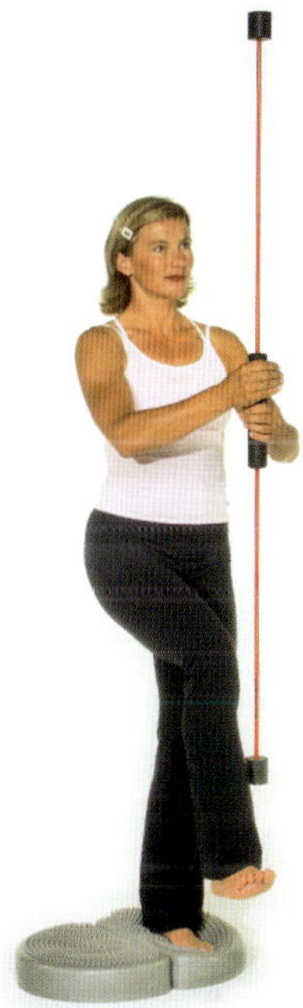

Variante: Die FLEXI-BAR wird senkrecht oszilliert.

Übung 2

Ausgangsposition: Beidbeiniger Stand auf dem Aero Step XL, beide Hände halten in Kopfhöhe die FLEXI-BAR. Der Rücken bleibt gerade, beide Schulterblattspitzen nach unten ziehen. Den Rumpf nach vorne verlagern.

Ausführung: In Kopfhöhe wird die FLEXI-BAR waagerecht oszilliert, Schultern aktiv unten halten.

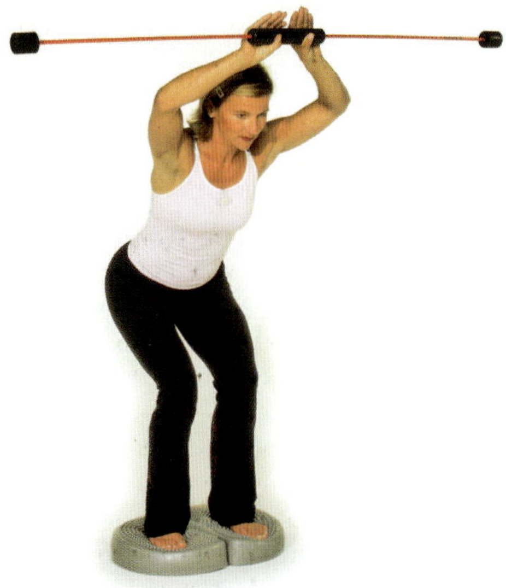

Übung 3

Ausgangsposition: Einbeinstand rechts, das linke Bein seitlich verlagern, im Lot bleiben. Mit der rechten Hand die FLEXI-BAR in Brusthöhe halten.

Ausführung: Seitlich wird die FLEXI-BAR oszilliert.

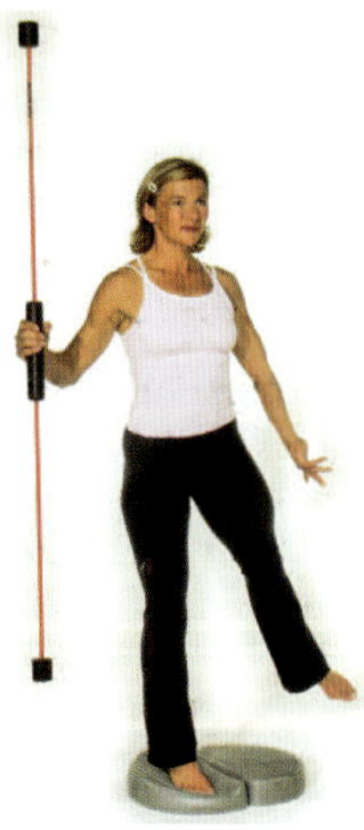

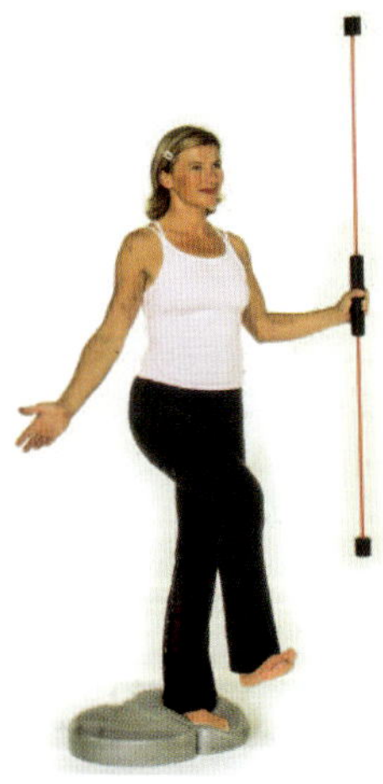

Variante: Das Spielbein etwa 15-20 cm anheben und leicht nach vorne verlagern.

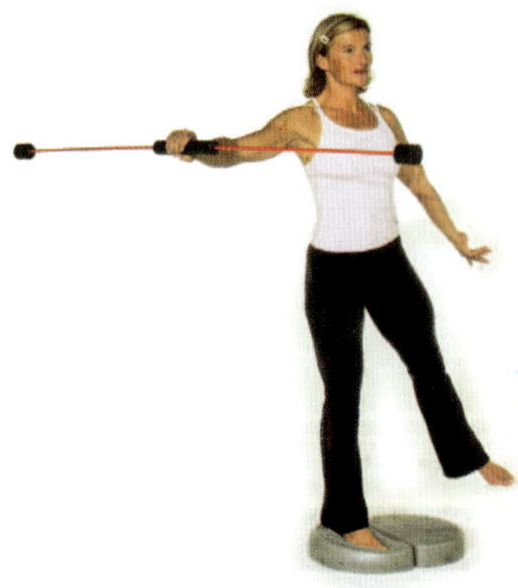

Variante: Die FLEXI-BAR wird waagerecht oszilliert.

Übung 4

Ausgangsposition: Einbeinstand links, den rechten Fuß an das linke Bein seitlich positionieren, im Lot bleiben. Die FLEXI-BAR mit beiden Händen vor dem Körper halten.

Ausführung: Die FLEXI-BAR vor dem Körper oszillieren.

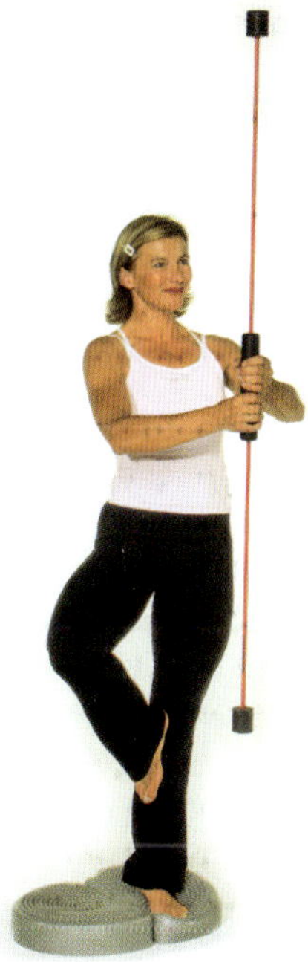

Übung 5

Ausgangsposition: Sitzposition, die Beine aufstellen, die Fersen gegen die Unterlage leicht drücken, den geraden Rumpf etwas nach hinten verlagern, mit beiden Händen die FLEXI-BAR in Brusthöhe halten.

Ausführung: Waagerecht wird die FLEXI-BAR oszilliert.

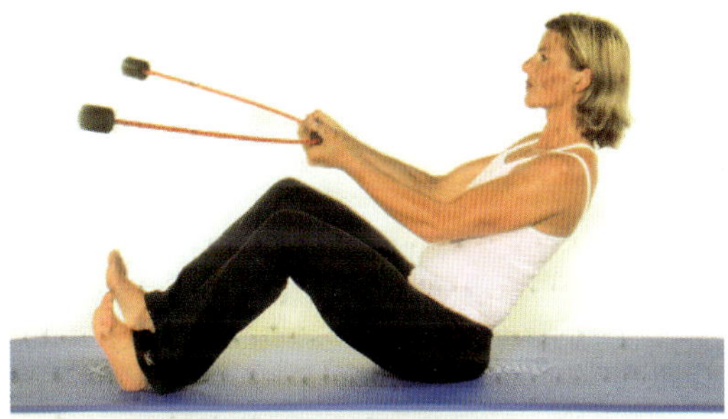

Übung 6

Ausgangsposition: Bankstellung, beide Knie befinden sich unterhalb von beiden Hüftgelenken, die linke Hand ist unterhalb vom rechten Schultergelenk positioniert, mit der rechten Hand die FLEXI BAR fassen, den rechten Arm waagerecht anheben.

Ausführung: Waagerecht wird die FLEXI-BAR oszilliert.

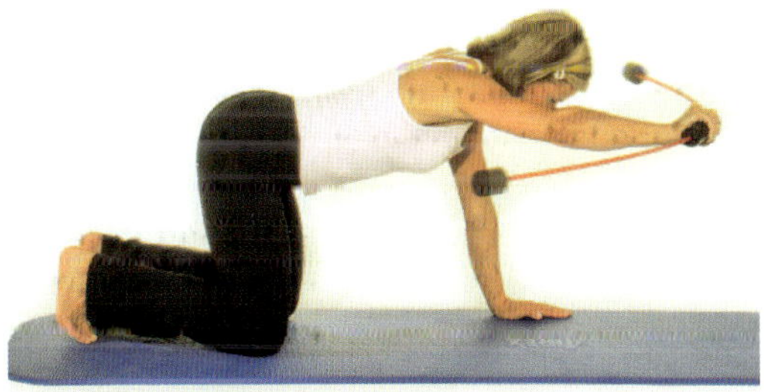

Übung 7

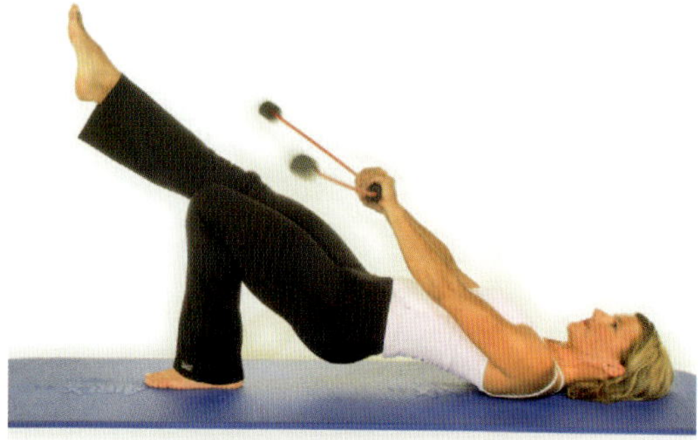

Ausgangsposition: Rückenlage, das Becken und ein Bein gestreckt anheben, beide Oberschenkel befinden sich auf derselben Höhe, mit beiden Händen die FLEXI-BAR fassen.

Ausführung: Mit beiden Händen, in die obere Diagonale, die FLEXI-BAR oszillieren.

Übung 8

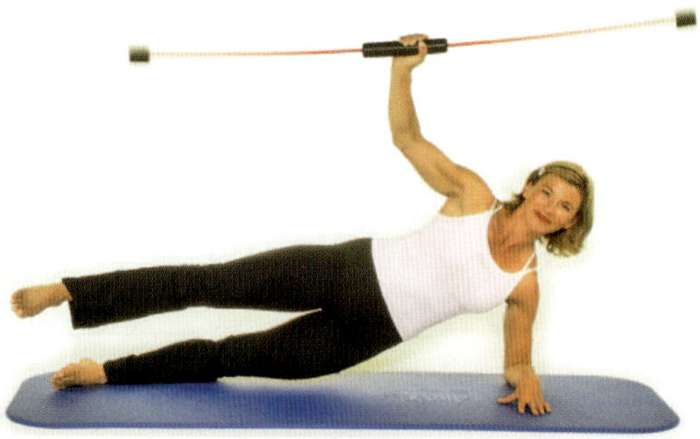

Ausgangsposition: Seitenlage mit Unterarmstütz, der komplette Körper bildet eine Linie, das obere Bein leicht anheben, mit der oberen Hand die FLEXI-BAR fassen und waagerecht zur Decke hin positionieren.

Ausführung: Waagerecht, zur Decke hin, wird die FLEXI-BAR oszilliert.

13 Kräftigungsübungen ohne und mit Zusatzgeräten

13.1 Kräftigungsbereich I: Arm- und Schultergelenkmuskulatur

Die Kräftigung der Armmuskulatur ist aus gesundheitlicher Sicht von großer Bedeutung. Der Armbeuger (M. bizeps brachii) und sein Gegenspieler, der Armstrecker (M. trizeps brachii), befinden sich im Oberarmbereich und sind hauptsächlich für die Beugung und Streckung des Ellbogens zuständig. Noch wichtiger jedoch ist die Schultergelenkmuskulatur, die das Schultergelenk praktisch stabilisiert. Das Schultergelenk besitzt keine knöcherne Führung und muss somit muskulär gesichert werden. Zu den wichtigen Muskeln in diesem Bereich gehören der Deltamuskel, der den Arm zur Seite, nach vorn und hinten führt sowie die Rotatorenmanschette, die das Schultergelenk nach innen als auch nach außen rotiert sowie abduziert und adduziert.

Außenrotatoren im Schultergelenk

Übungen ohne PHYSIOTUBE pro

Anmerkung: Auf dem AERO STEP XL oder auf einer anderen labilen Unterlage (z. B. ein zusammengelegtes Badetuch) liegend werden die Übungen effektiver für die tiefstgelegenen, kleinen Muskeln im Rückenbereich.

Ausgangsposition: Bauchlage, beide Arme in U-Halte bringen, die Unterarme zeigen nach unten, die Hände zu Fäusten ballen, die Schultern in eine leichte Innenrotation führen. Beide Beine weit nach hinten strecken. Die Schulterblätter nach hinten unten verlagern, die Schlüsselbeine lang ziehen, den Kopf in Verlängerung der Wirbelsäule halten. Die Gesäßmuskulatur und den Beckenboden leicht anspannen.

Endposition: Beide Unterarme werden aus dem Schultergelenk nach oben in die Außenrotation gedreht und die Hände dabei geöffnet und gespreizt.

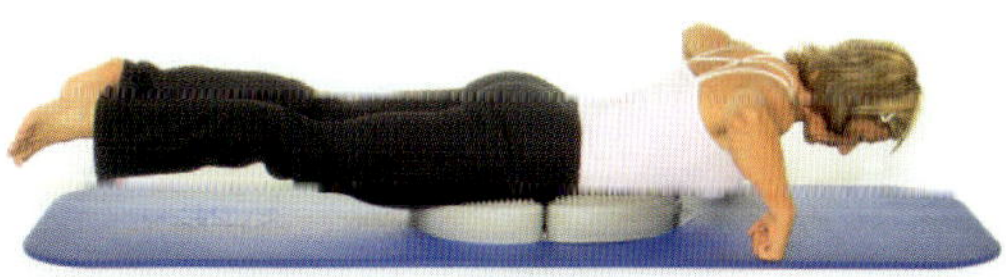

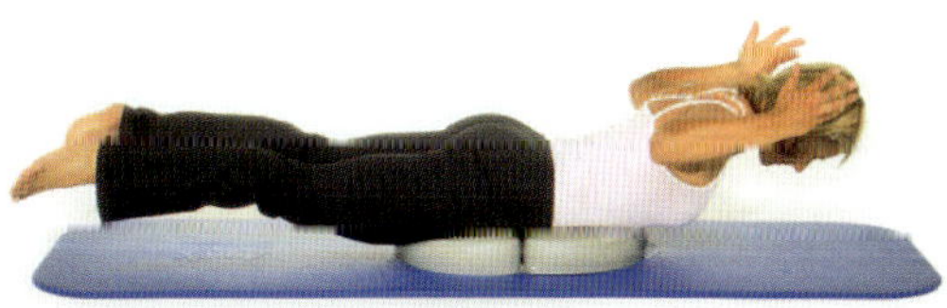

Übungen mit PHYSIOTUBE pro

Ausgangsposition: Im Stand, beckenbreit auf dem Tube stehend, das Tube überkreuzen und mit beiden Händen in die Schlaufen greifen, die Handinnenflächen dabei nach oben drehen sowie öffnen. Die Ellbogen an der Taille fixieren, das Brustbein leicht anheben, die Wirbelsäule strecken (axiale Verlängerung).

Endposition: Die Ellbogen bleiben weiterhin an der Taille, nur die Unterarme werden nach außen bewegt.

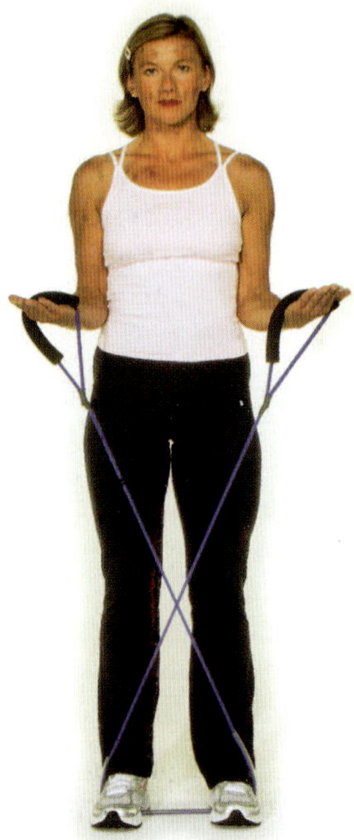

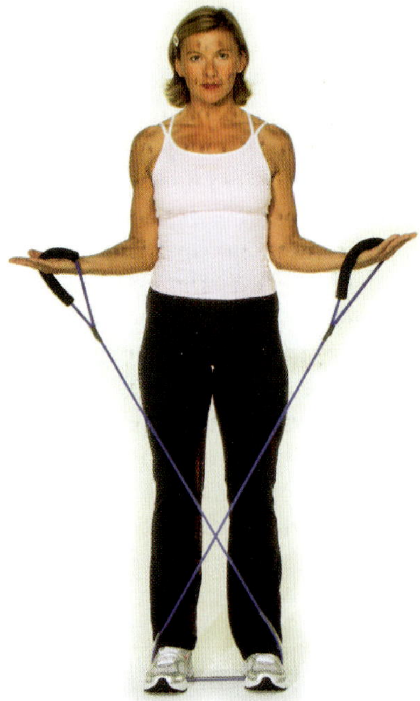

Ausgangsposition: Im Stand, beckenbreit mit dem vorderen Fuß auf das Tube stellen, das Tube überkreuzen und mit beiden Händen in die Schlaufen greifen, die Handinnenflächen dabei nach oben drehen und öffnen. Die Unterarme bleiben in der Waagerechten und die Ellbogen an der Taille. Die Wirbelsäule strecken (axiale Verlängerung).

Endposition: Die Unterarme werden nach oben hinten rotiert, so dass die Daumen nach hinten und die Handinnenflächen zum Kopf zeigen. Die Bewegung kommt aus dem Schultergelenk.

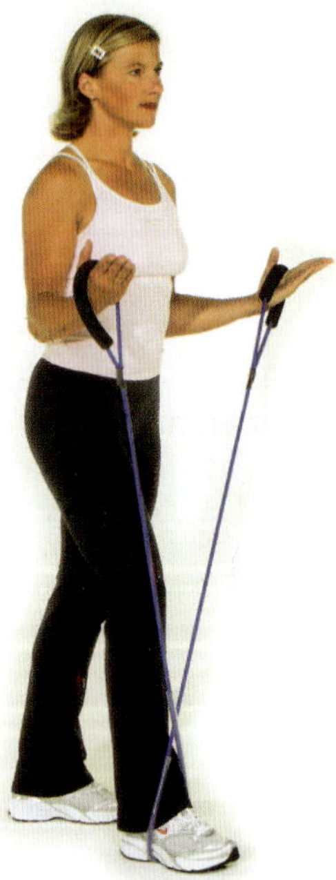

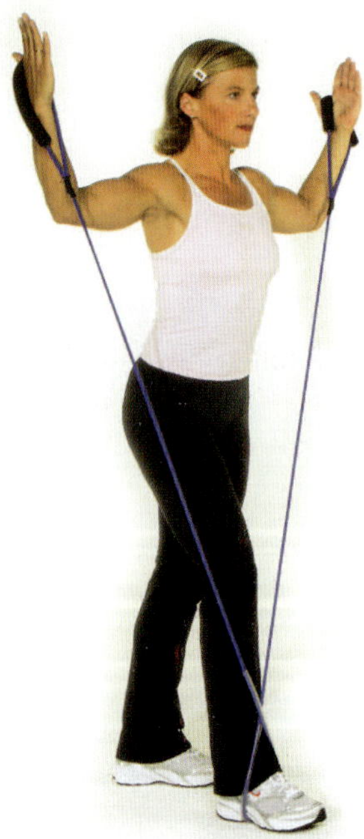

Deltamuskel (M. deltoideus)

Übungen ohne Zusatzgerät

Anmerkung: Mit Zusatzgewichten sind diese Übung intensiver; Kunststoffflaschen (0,5-1 l) können z. B. mit Sand gefüllt werden.

Ausgangsposition: (siehe Version mit dem Tube) Im Stand, beide Arme seitlich strecken und in eine umgekehrte V-Position führen, die Ellbogen bleiben minimal gebeugt, die Handrücken zeigen nach oben.

Endposition: Beide Arme werden nach oben geführt (ca. 20-30 cm), bleiben jedoch unterhalb des Schultergelenks, um keine Überlastung der Gelenkstrukturen zu provozieren.

Übungen mit PHYSIOTUBE PRO

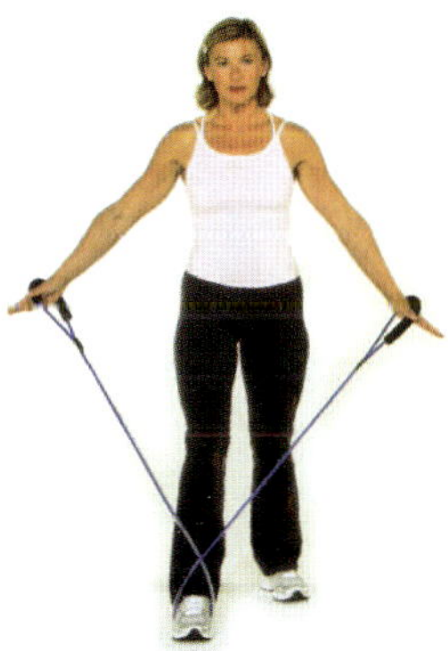

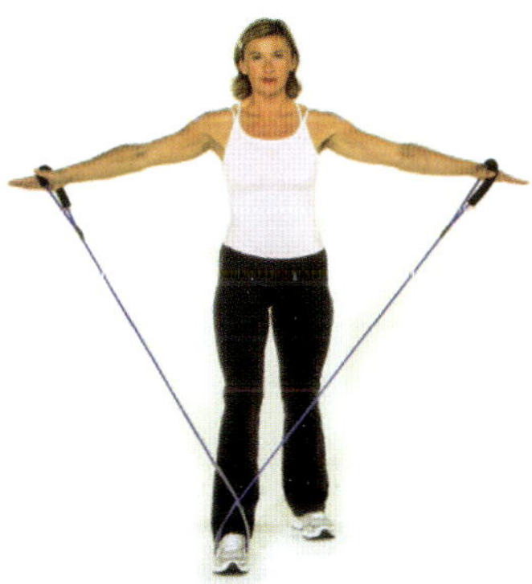

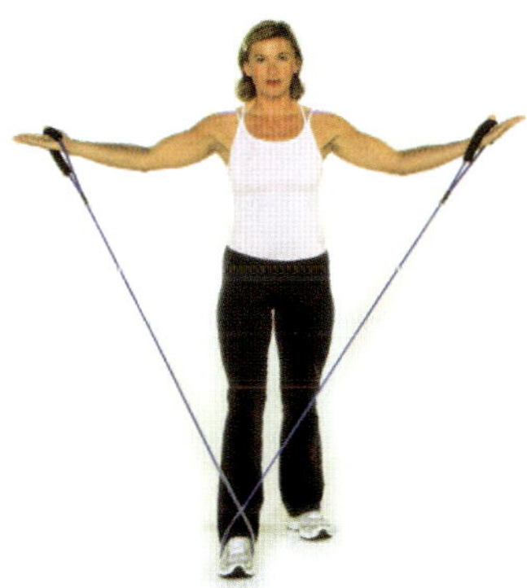

Ausgangsposition: Ausfallschritt, mit dem rechten Fuß auf das Tube stellen, beide Griffe seitlich fassen, die Ellbogen minimal beugen und die Arme in die umgekehrte V-Position bringen, die Handrücken zeigen dabei nach oben.

Endposition: Beide Arme werden nach oben gegen den Widerstand des Tubes (ca. 20-30 cm) geführt, sie bleiben jedoch unterhalb des Schultergelenks, um keine Überlastung der Gelenkstrukturen zu provozieren.

Variante: Beide Handinnenflächen zeigen nach oben.

Trizeps (M. triceps brachii)

Übungen ohne Zusatzgerät

Anmerkung: Mit Zusatzgewichten ist diese Übung intensiver, Kunststoff-Flaschen (0,5-1 l) können z. B. mit Sand gefüllt werden.

Ausgangsposition: (siehe Version mit dem Tube) Ausfallschritt, beide Oberarme nach oben führen und nah am Kopf halten, beide Unterarme hinter dem Kopf beugen, mit beiden Händen z. B. die mit Sand gefüllten Flaschen festhalten und auf gerade Handgelenke achten.

Endposition: Beide Unterarme werden nach oben gegen die Schwerkraft gestreckt, die Oberarme weiterhin nah am Kopf gehalten.

Anmerkung: Diese Übung können Sie am AERO-STEP XL, aber auch am Boden ausführen. Der Einsatz des AERO-STEP XL bewirkt eine intensive Kräftigung der kleinsten, tiefstliegenden Muskeln, die eine stabilisierende Wirkung haben.

Ausgangsposition: Aus dem Vierfüßlerstand beide Hände unter den Schultern platzieren, die Fingerspitzen zeigen leicht nach außen, die Ellbogen nah am Körper gebeugt halten. Die Knie befinden sich unterhalb der Hüftgelenke, die Füße können auf dem AERO-STEP XL positioniert werden.

Endposition: Die Ellbogen werden gegen die Schwerkraft nach oben gestreckt. Vermeiden Sie bitte die maximale Streckung des Ellbogengelenks.

Anmerkung: Diese Übung können Sie an jeder festen Erhöhung ausüben, z. B. an einer Langbank, am Couchtisch, an einer Treppenstufe, am Step, ...

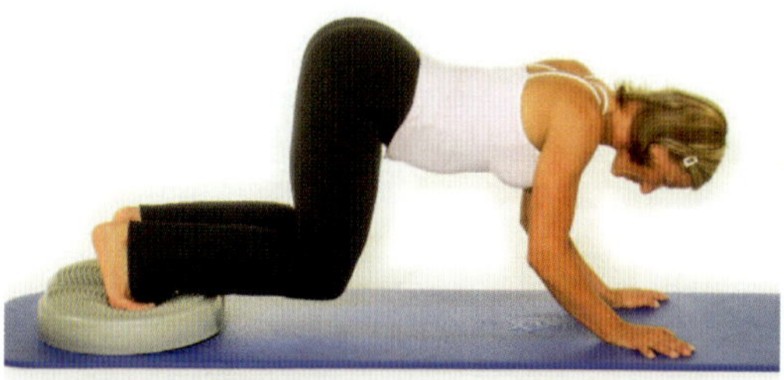

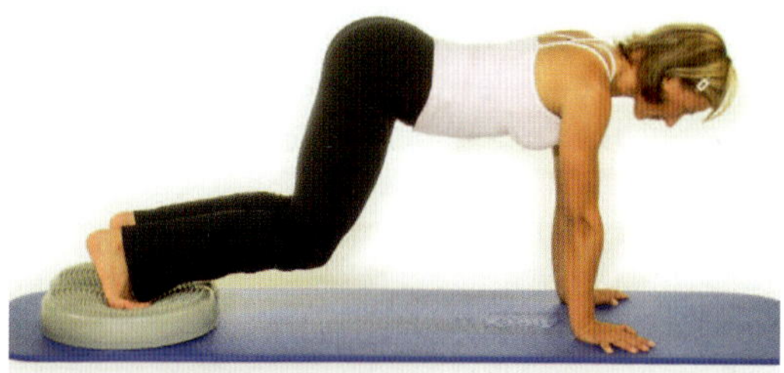

Ausgangsposition: Stütz an einer Erhöhung (ca. 15-25 cm), die Beine beckenbreit, gebeugt aufstellen, den Rücken gerade an der Erhöhung halten, die Ellbogengelenke nah am Körper gebeugt halten, die Fingerspitzen zeigen nach vorne, leicht nach außen rotiert.

Endposition: Die Ellbogen werden gegen die Schwerkraft nach oben gestreckt. Vermeiden Sie bitte die maximale Streckung des Ellbogengelenks.

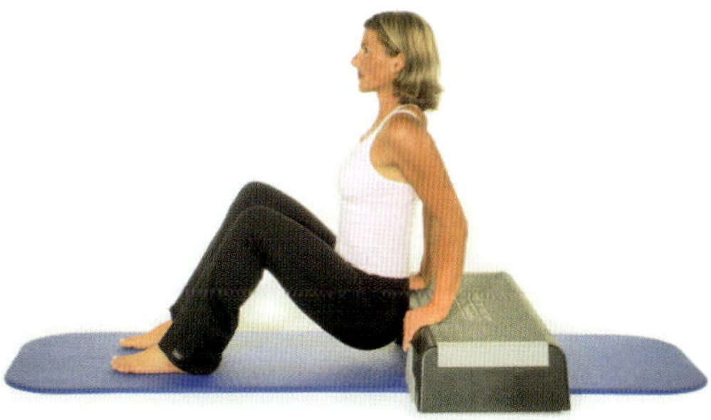

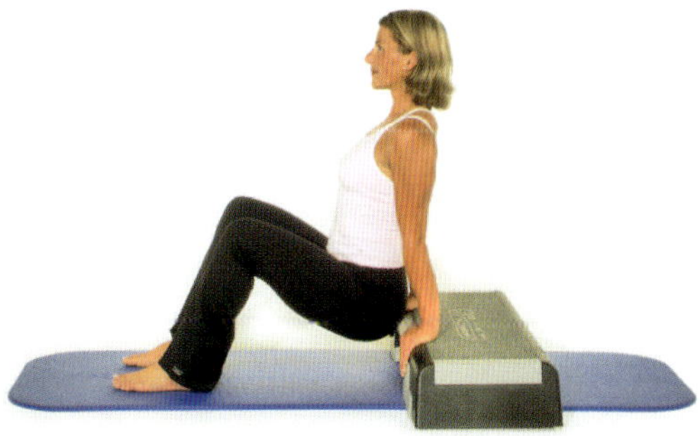

Übungen mit PHYSIOTUBE PRO

Ausgangsposition: Ausfallschritt, mit dem hinteren Fuß auf das Tube stellen, das Tube überkreuzen und beide Griffe fassen. Die Oberarme nach oben führen sowie nah am Kopf halten (soweit das Schultergelenk es zulässt), beide Unterarme hinter dem Kopf beugen, auf gerade Handgelenke achten.

Endposition: Beide Unterarme werden nach oben gegen den Widerstand des Tubes gestreckt, die Oberarme weiterhin nah am Kopf halten.

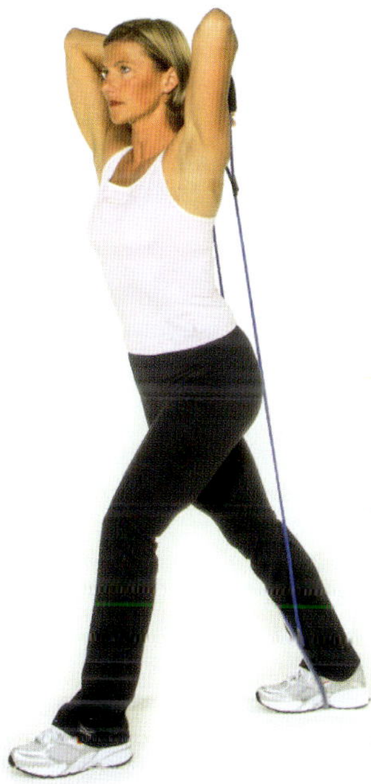

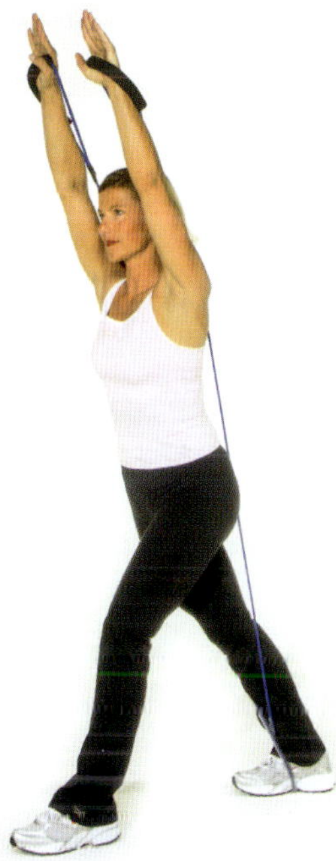

Ausgangsposition: Ausfallschritt, das Tube halbiert fassen und vor dem Körper auf Brusthöhe halten. Die Handgelenke bleiben gerade, die Handrücken zeigen nach oben.

Endposition: Das Tube wird auf Brusthöhe auseinander gezogen, bis zur Streckung in den Ellbogengelenken. Maximale Ellbogenstreckung bitte vermeiden.

Variante: Das Tube wird in die Diagonale auseinander gezogen, bis zur Streckung in den Ellbogengelenken. Auch bei dieser Variante bitte die maximale Ellbogenstreckung vermeiden.

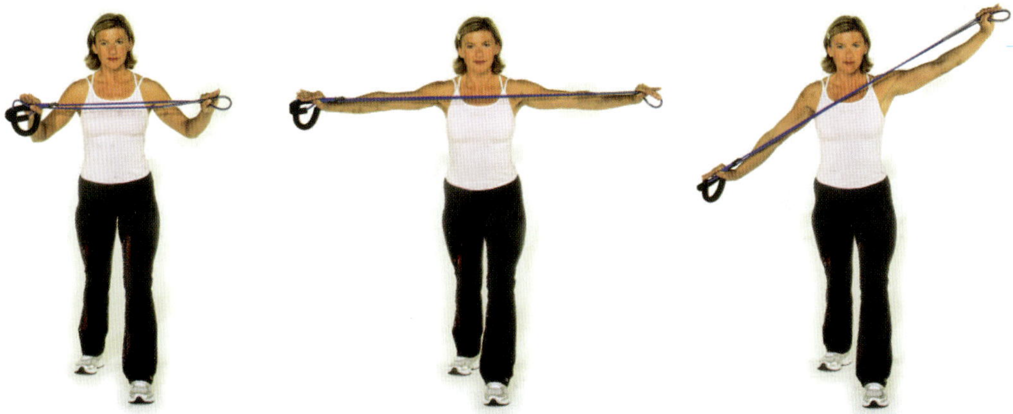

Bizeps (M. biceps brachii)

Übungen ohne Zusatzgerät

Anmerkung: Mit Zusatzgewichten ist diese Übung intensiver; Kunststoffflaschen (0,5-1 l) können mit z. B. Sand gefüllt werden.

Ausgangsposition: (siehe Version mit dem Tube) Ausfallschritt, beide Ellbogen leicht beugen (ohne Gewichte die Hände zu Fäusten ballen) und Spannung in den Armen aufbauen. Die Handinnenflächen zeigen zum Körper hin.

Endposition: Die Unterarme werden gebeugt, die Handinnenflächen dabei nach oben gedreht und die Arme im Schultergelenk etwas angehoben.

Übungen mit PHYSIOTUBE PRO

Ausgangsposition: Ausfallschritt, das Tube überkreuzen und mit dem vorderen Fuß auf das Tube stellen, beide Ellbogengelenke beugen (ca. 90°-Winkel), die Handinnenflächen nach oben drehen. Die Arme nah am Körper halten, auf gerade Handgelenke und aufgerichtete Wirbelsäule achten.

Endposition: Die Unterarme werden gegen den Widerstand des Tubes gebeugt, die Handinnenflächen dabei zum Gesicht hin gedreht und das Schultergelenk etwas nach vorne angehoben.

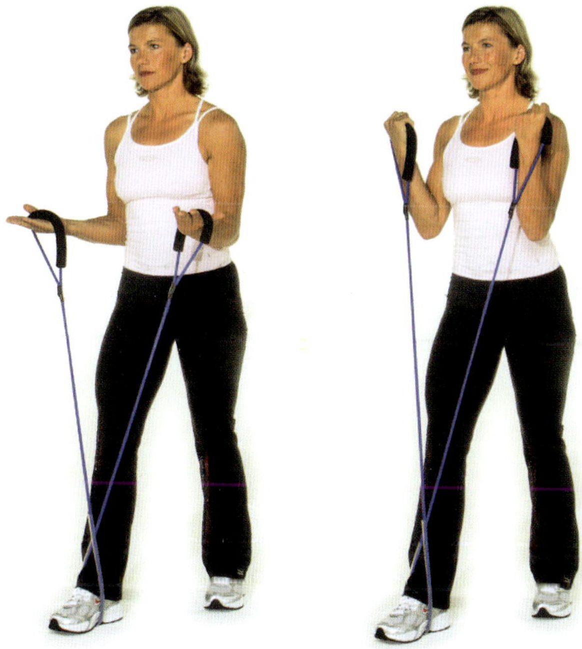

13.2 Kräftigungsbereich II: Oberkörpervorderseite – Brust und Bauch

Bauch- und Rückenmuskulatur bilden das muskuläre Korsett des Menschen. Einer gut gekräftigten Bauchmuskulatur lässt sich sowohl eine ästhetische als auch eine gesundheitliche Bedeutung zuschreiben. Ihre regelmäßige Kräftigung sollte fester Bestandteil jeder Trainingseinheit sein. Zu den wichtigsten Muskeln gehören: Der quere, die äußeren und die inneren schrägen Bauchmuskeln mit den Hauptfunktionen Bauchpresse, Spannung der Bauchwand (Formung der Taille), Neigung zur Seite, Rotation des Rumpfs. Der gerade Bauchmuskel ist im trainierten Zustand sehr gut sichtbar (Waschbrettbauch), unter der Voraussetzung jedoch, dass die Fettschicht sehr gering ist. Seine Hauptfunktionen liegen in der Beckenaufrichtung und dem Einrollen des Rumpfs. Im Training steht der gerade Bauchmuskel jedoch erst an der zweiten Stelle. Wichtiger sind die queren und die schrägen Bauchmuskelpartien, weil sie für die Stabilisierung des Rumpfs verantwortlich sind.

Die Brustmuskulatur ist ebenfalls gut trainierbar, kann aber durch ein zu häufiges Training zu einer ungünstigen Körperhaltung führen. Prozentual gesehen sollte die Rückenmuskulatur, die gegenüberliegt, in einem 3:2 Verhältnis zur Brustmuskulatur trainiert werden.

Die Kräftigung der Brustmuskulatur führt auf keinen Fall zu einer Brustvergrößerung bei Frauen, weil die weibliche Brust hauptsächlich aus Fett- und Bindegewebe besteht.

Die Hauptfunktionen der Brustmuskulatur bestehen im Heranführen des Arms aus allen Ebenen und in der Innenrotation im Schultergelenk.

Innere und äußere schräge Bauchmuskulatur (Mm. obliquus internus und externus abdominis)

Übungen ohne Zusatzgerät

Ausgangsposition: Modifizierter Vierfüßlerstand, Stütz auf beiden Unterarmen, beide Beine nach hinten strecken, das Becken oben halten, Bauchmuskeln fest anspannen (Bauchnabel nach innen ziehen), der Körper bildet eine Linie.

Endposition: Die Knie werden in Richtung Unterlage im Wechsel bewegt, ohne den Boden zu berühren.

Anmerkung: Diese Übungen können Sie am AERO-STEP XL, aber auch am Boden ausführen. Der Einsatz des AERO-STEP XL bewirkt eine intensive Kräftigung der kleinsten, tiefstliegenden Muskeln, die eine stabilisierende Wirkung haben.

Ausgangsposition: Rückenlage, die rechte Hand im Nacken legen, den Kopf leicht gegen die Hand drücken, um die komplette Wirbelsäule gerade halten zu können. Das linke Bein gebeugt an die Brust heranziehen (ca. 90° im Knie- und Hüftgelenk), das rechte Bein bleibt am Boden sicher stehen.

Endposition: Der gerade Rumpf wird zum linken Knie geführt mit der Tendenz nach oben in die Diagonale, die Ellbogen bleiben bei der Ausführung außen und der Nacken gerade.

Variante: Beide Beine werden angehoben und oben gehalten. Beide Hände bleiben zur Unterstützung im Nacken. Der Rumpf wird im Wechsel nach rechts und links gedreht.

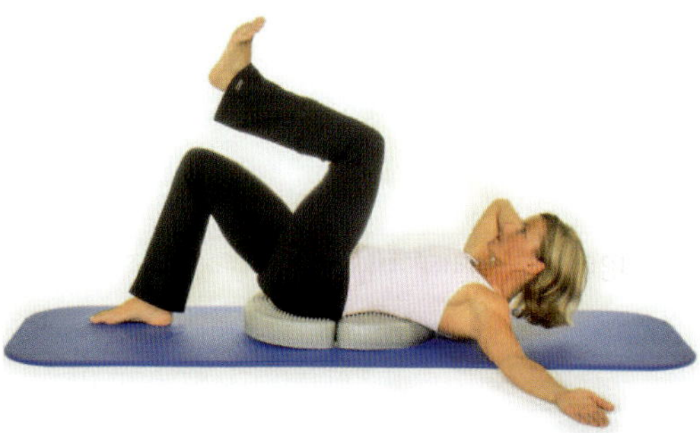

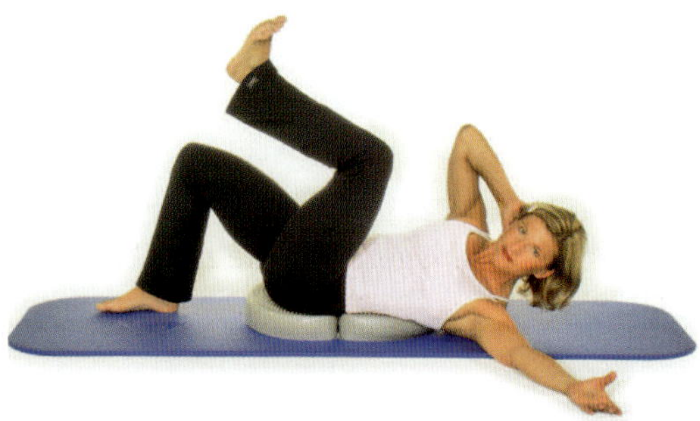

Ausgangsposition: Rückenlage, das linke Bein aufstellen, das rechte Bein an die Brust heranziehen. Die rechte Hand zur Entlastung in den Nacken legen, den Kopf leicht gegen die rechte Hand drücken um die komplette Wirbelsäule gerade halten zu können. Die linke Hand berührt die rechte Knieinnenseite.

Endposition: Mit der linken Hand wird impulsiv (1-2 Sekunden drücken - locker lassen) ein fester Druck gegen die rechte Knieinnenseite ausgeübt. Beide Schlüsselbeine bleiben dabei geöffnet, lang gezogen.

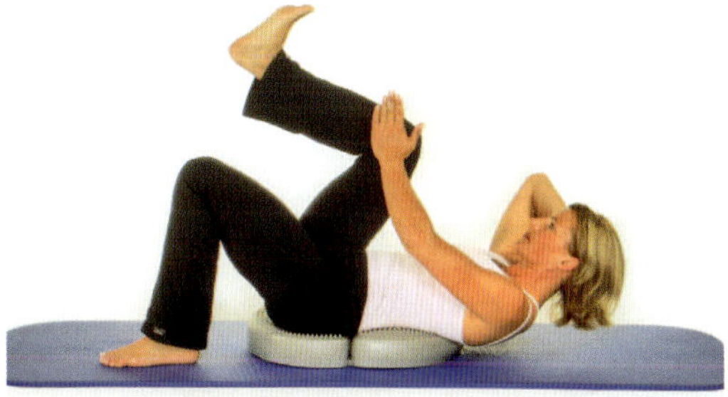

Ausgangsposition: Rückenlage, beide Beine aufstellen, die linke Hand in Nacken legen, den Kopf leicht gegen die Hand drücken um die komplette Wirbelsäule gerade halten zu können, den rechten Arm zum linken Knie strecken, die Handinnenfläche zeigt nach oben.

Endposition: Mit dem rechten Arm werden kleine Bewegungen zum linken Knie ausgeführt. Der linke Oberarm bleibt dabei am Boden, um beide Schlüsselbeine lang halten zu können.

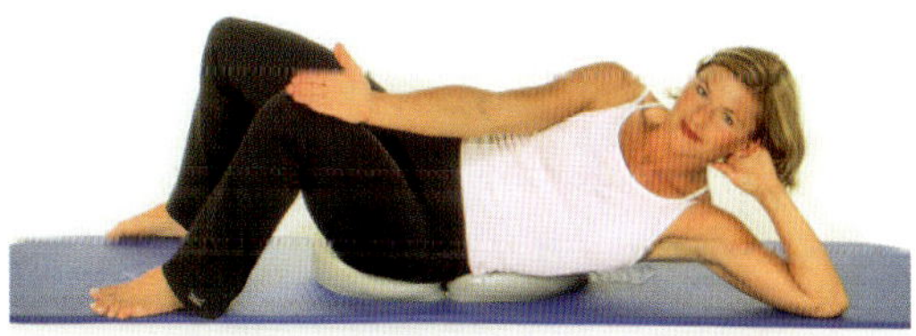

Anmerkung: Der so genannte „Käfer" gehört zu den intensivsten Bauchübungen.

Ausgangsposition: Rückenlage, das rechte Bein nach oben in die Diagonale strecken, das linke gebeugte Bein an die Brust heranziehen. Den linken Arm hinter den Kopf strecken (bei HWS-Problemen den Nacken mit der linken Hand entlasten), die rechte Hand berührt den linken Fuß/Innenknöchel.

Endposition: Die Arme werden gestreckt im Wechsel von hinten zu den Füßen überkreuzt herangeführt (rechte Hand zum linken Fuß und umgekehrt), dabei wird der Körper von einer zur anderen Seite verlagert. Um die zur Abschwächung neigenden Halsmuskeln zu trainieren, ist es wichtig, den Kopf ebenfalls zur Seite zu drehen.

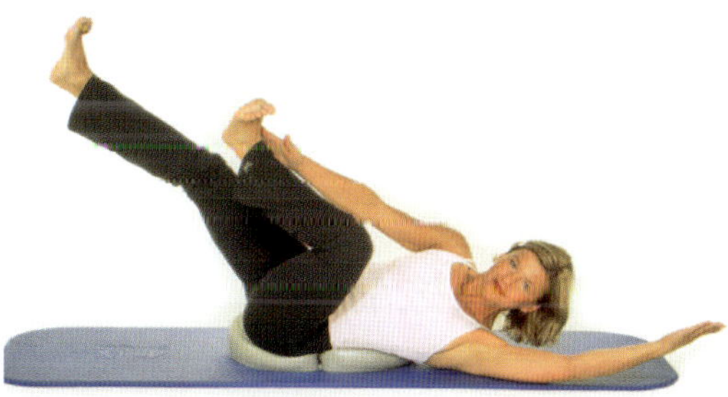

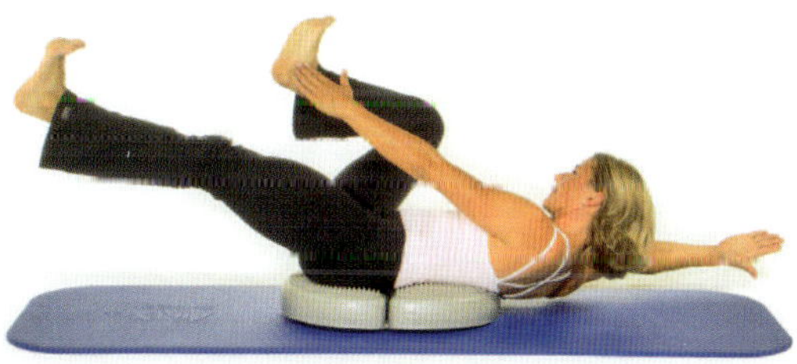

Gerade Bauchmuskulatur (M. rectus abdominis)

Übungen ohne PHYSIOTUBE PRO

Anmerkung: Diese Übung ist nur auf einer Erhöhung durchführbar (z. B. sehr effektiv auf dem AERO STEP XL).

Ausgangsposition: Rückenlage, beide Beine aufstellen, beide Hände aufeinander legen und im Nacken zur Entlastung positionieren. Den Rumpf in die leichte Überstreckung (Hyperextension) führen (bedingt durch die Erhöhung), so dass die Schulterblätter fast den Boden berühren.

Endposition: Aus der Überstreckung wird der Rumpf in die gerade Position geführt. Der Oberkörper befindet sich in der Endphase parallel zum Boden.

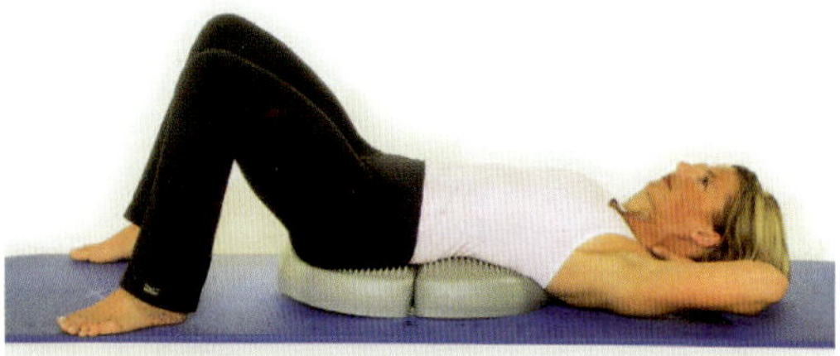

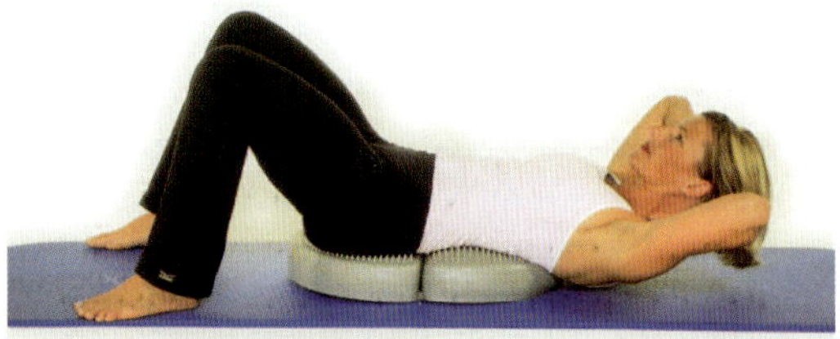

Ausgangsposition: Rückenlage, beide Beine angewinkelt (ca. 90° im Kniegelenk) anheben, beide Arme neben dem Körper nach vorne führen, so dass die Handinnenflächen nach oben zeigen. Den Oberkörper ebenfalls anheben und Spannung in der Bauchmuskulatur aufbauen.

Endposition: Nah am Körper werden mit beiden gestreckten Armen schnelle, kleine Bewegungen im Wechsel ausgeführt. Durch die Oberschenkel den Blick richten, den Nacken dabei C-förmig langgezogen halten.

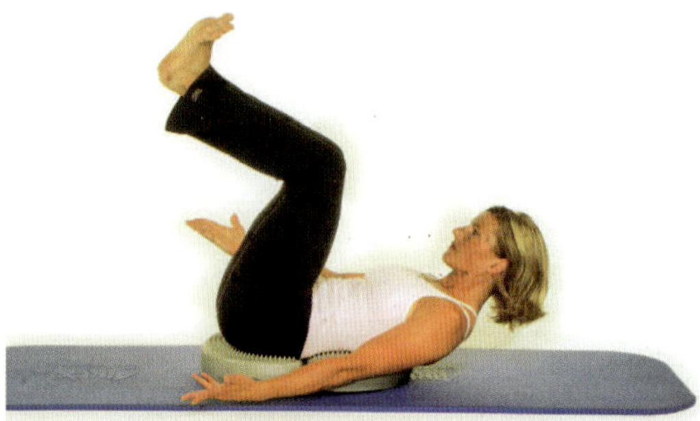

Übungen mit PHYSIOTUBE PRO

Ausgangsposition: Rückenlage, den Kopf in Verlängerung der Wirbelsäule gerade halten, das rechte Bein aufstellen, das linke Bein gebeugt an die Brust heranziehen (ca. 90° im Knie- und Hüftgelenk), das Tube halbiert an die Oberschenkel führen.

Endposition: Das Tube wird gegen den Oberschenkel mit gestreckten Armen dynamisch-impulsiv gedrückt und der Oberkörper einige Zentimeter angehoben. Die Bewegungsamplitude ist sehr klein. Den Nacken C-förmig langgezogen halten.

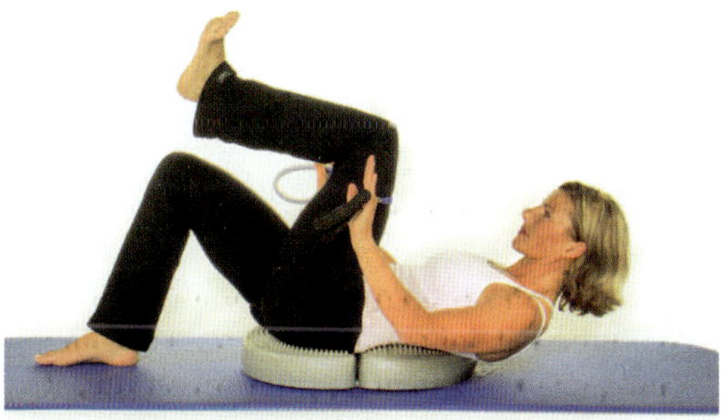

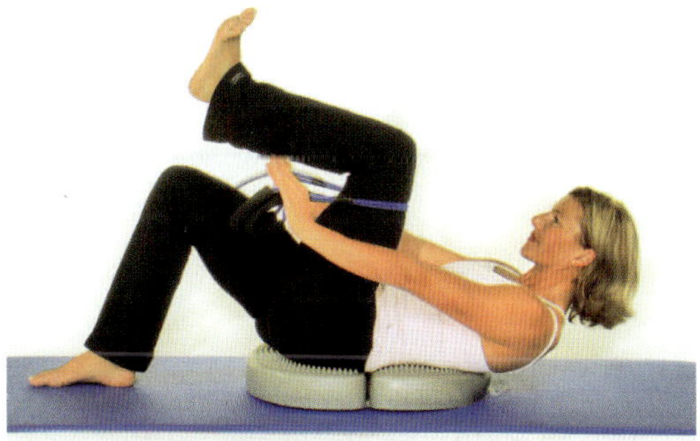

Variante: Beide Beine sind angewinkelt angehoben.

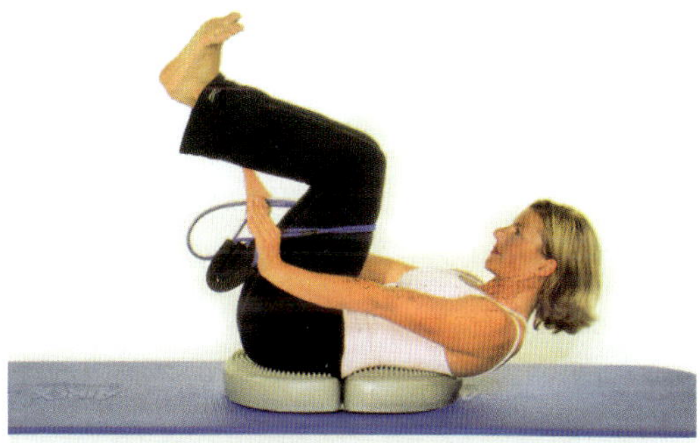

Anmerkung: intensive Übung

Ausgangsposition: Rückenlage, beide Beine angewinkelt (ca. 90° im Kniegelenk) anheben, das Tube halbiert mit beiden gestreckten Armen hinter dem Kopf positionieren. Den Oberkörper anheben und Spannung in der Bauchmuskulatur aufbauen.

Endposition: Beide Arme werden von hinten im großen Bogen zu den Unterschenkeln geführt.

Variante: Beim Heranführen an die Unterschenkel wird das Tube auseinander gezogen.

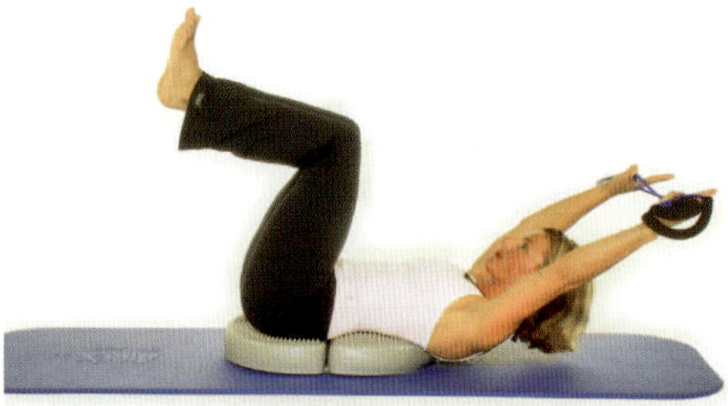

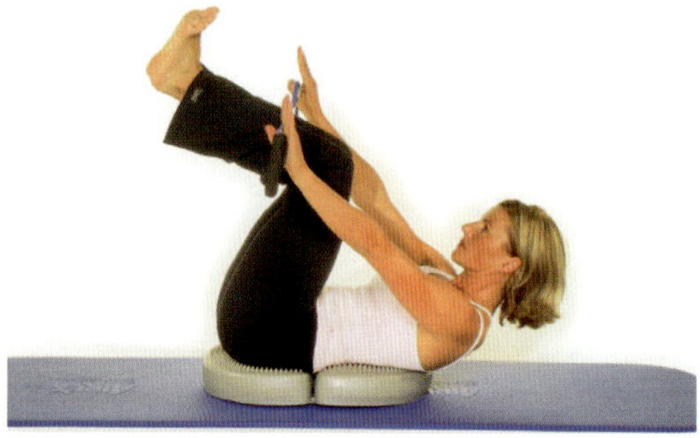

Brustmuskulatur (M. pectoralis major)

Übungen ohne Zusatzgerät

Anmerkung: Wenn Sie Ihre Knie am Boden lassen, wird diese Übung leichter; wenn Sie die Knie anheben, werden die Liegestütze intensiver.

Ausgangsposition: Vierfüßlerstand, die Hände etwas weiter als schulterbreit am Boden positionieren, die Hände leicht nach innen rotieren, die Ellbogen zeigen automatisch nach außen. Die Ellbogengelenke beugen, den Kopf in Verlängerung der Wirbelsäule halten. Die Stirn zeigt nach unten.

Endposition: Die Arme werden nach oben gestreckt. Vermeiden Sie eine maximale Streckung der Ellbogengelenke, um Überlastungen zu vermeiden.

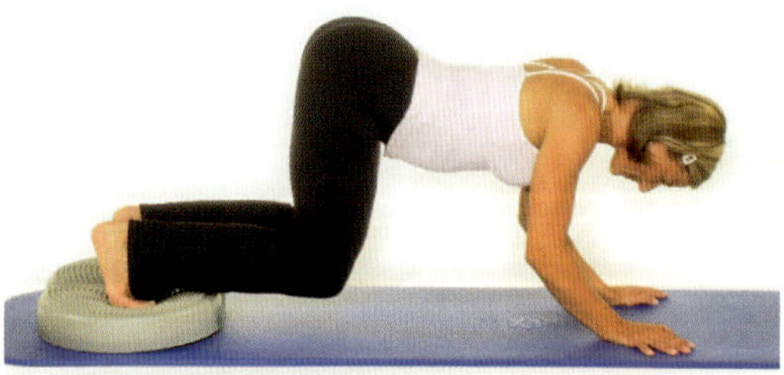

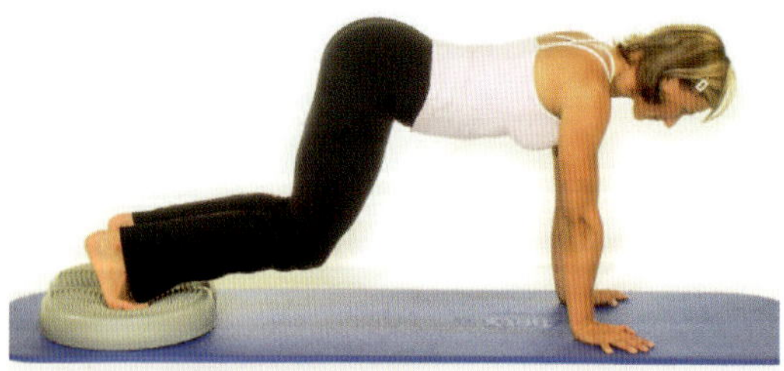

Übungen mit PHYSIOTUBE PRO

Ausgangsposition: Im Stand ein kleiner Ausfallschritt, das Tube halbieren und in Höhe von beiden Schulterblättern positionieren. Beide Enden des Tubes fassen, dabei auf gerade Handgelenke achten.

Endposition: Beide Arme werden nach vorne (etwa Brusthöhe) gestreckt. Die Handrücken zeigen nach oben, dabei die Schultern leicht nach innen rotieren.

Variante: Das Tube ist extern (z. B. an der Sprossenwand) fixiert. Beide Arme werden nach vorne (Brusthöhe) gestreckt. Die Handrücken zeigen nach oben.

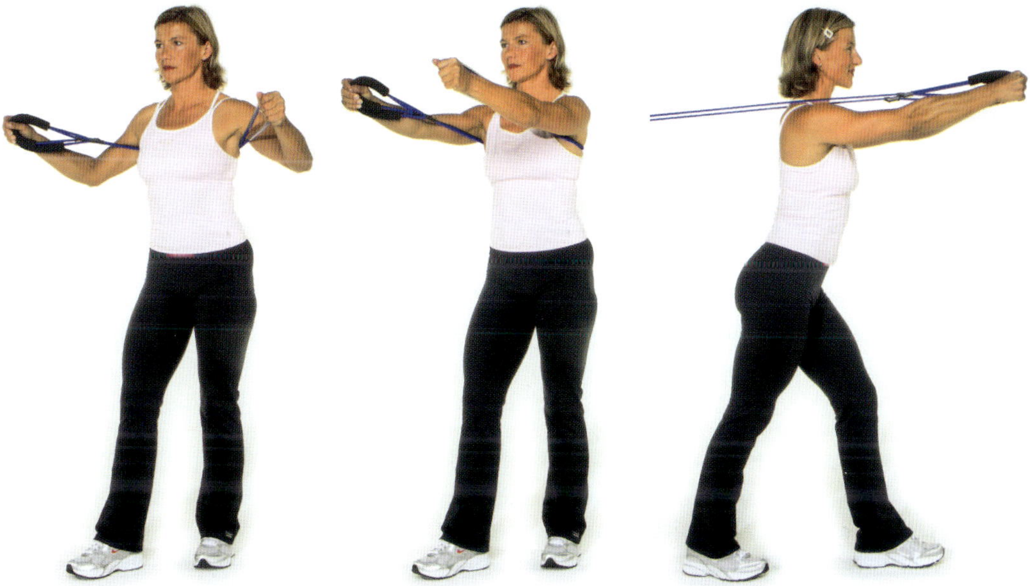

Ausgangsposition: Rückenlage, auf dem halbierten Tube (im Bereich der Schulterblätter) liegend, beide Beine aufstellen, beide Arme gebeugt seitlich positionieren, die Unterarme zeigen nach oben. Mit beiden Händen das Tube festhalten (je kürzer das Tube gehalten wird, desto intensiver ist die Übung).

Endposition: Beide Arme werden nach oben in Richtung Decke gestreckt.

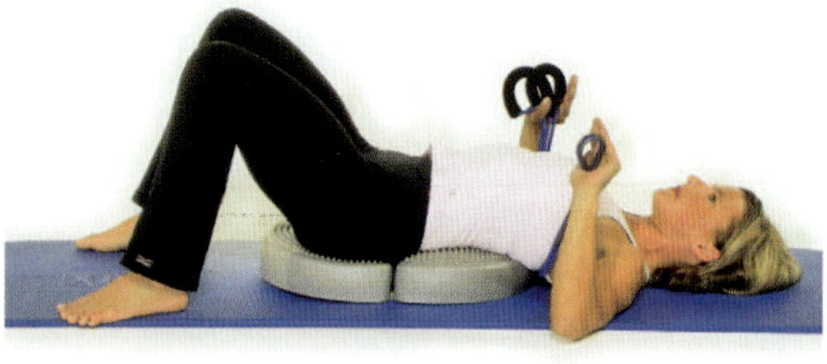

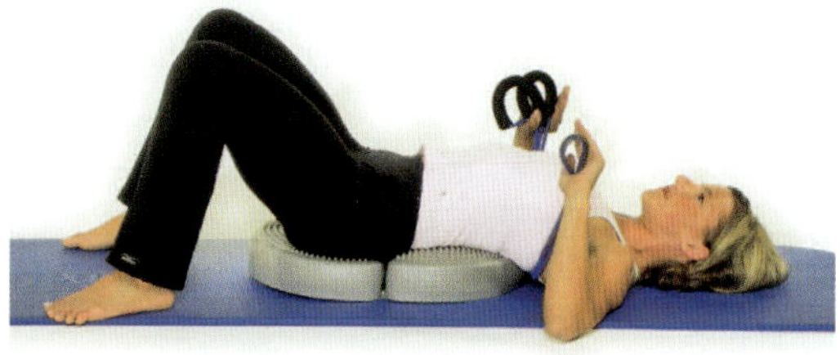

13.3 Kräftigungsbereich III: Oberkörperrückseite – Rückenmuskulatur

Der Rückenmuskulatur kommt im Hinblick auf die Stabilisation der Wirbelsäule im Alltag, beim Sport und beim Haltungsaufbau eine zentrale Bedeutung zu. Der Rückenstrecker ist eine Ansammlung vieler kleiner Muskeln, die einzelne Wirbel miteinander halten, die direkt an der Wirbelsäule liegen und deren gemeinsame Aufgabe in der Extension (Streckung, Aufrichtung) der Wirbelsäule besteht. Die tiefstliegenden Muskeln, die so genannten **Stabilisatoren**, kann man auf labilen Unterlagen effektiv erreichen, indem der Trainierende beim Kräftigen immer wieder gezwungen ist, das Gleichgewicht zu halten. Sehr gut eignet sich hierzu der AERO STEP XL, eine zusammengelegte Matte oder ein Badetuch. Das Trainieren im Einbeinstand führt ebenfalls zur Aktivierung der tiefstliegenden und wichtigsten Muskeln, die das Fundament der Wirbelsäule darstellen.

Der breite Rückenmuskel, der Trapezmuskel und die Rautenmuskeln bewegen hauptsächlich den Schultergürtel und die Arme. Die Rautenmuskeln sowie der Trapezmuskel haben u. a. die Funktion, die Schulterblätter nach hinten zusammenzuziehen. Sie verhelfen ebenfalls zur aufrechten Haltung.

Rückenstrecker (M. erector spinae)

Übungen ohne Zusatzgerät

Ausgangsposition: Einbeinstand, rechtes Bein nach hinten verlagern, beide Arme nach unten in eine umgekehrte V-Position führen. Die Bauch- und Gesäßmuskulatur fest anspannen und den Rumpf leicht nach vorne verlagern.

Endposition: Die Arme werden schnell, dynamisch im Wechsel hin und her bewegt.

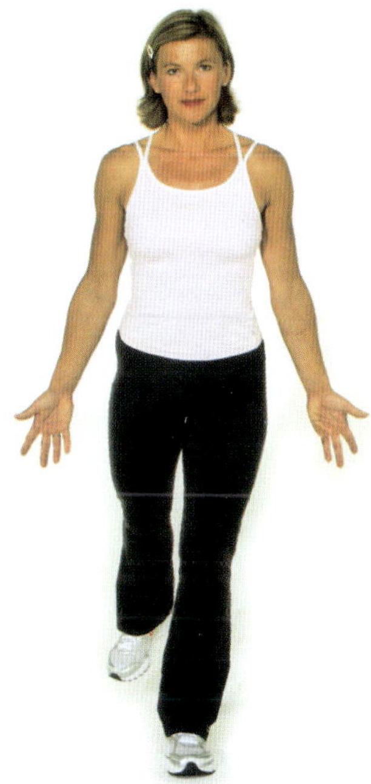

Anmerkung: Auf dem AERO STEP XL oder auf einer anderen labilen Unterlage (z. B. ein zusammengelegtes Badetuch) stehend oder liegend werden die Übungen effektiver für die tiefstgelegenen kleinen Muskeln (Stabilisatoren).

Ausgangsposition: Im Stand auf einer labilen Unterlage (es geht auch auf dem festen Boden), beide Arme nach oben in eine offene V- Position führen. Den Oberkörper in einer Schräglage halten. Die Bauch- und Gesäßmuskulatur fest anspannen, um ein Hohlkreuz zu vermeiden.

Endposition: Die Arme werden in Verlängerung des Körpers einige Zentimeter dynamisch schnell hoch und tief bewegt. Der komplette Rumpf bleibt in der Schräglage, damit die Schwerkraft auf den Rücken wirken kann.

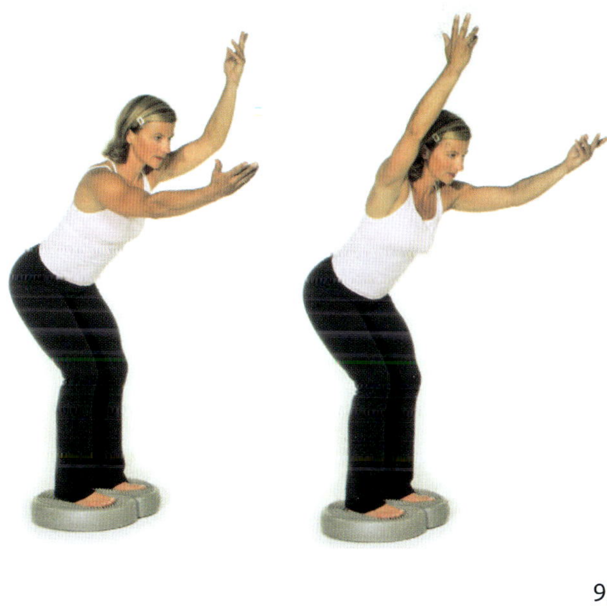

Ausgangsposition: Bauchlage, die rechte Hand im Lendenwirbelsäulenbereich mit der Handinnenfläche nach oben positionieren, den linken Arm nach vorne strecken. Die Schultern nach hinten unten verlagern, die Schlüsselbeine lang ziehen, den Kopf in Verlängerung der Wirbelsäule halten und die gestreckten Beine, durch die maximale Anspannung der Gesäßmuskulatur, vom Boden etwas anheben (die Kniegelenke bleiben gestreckt).

Endposition: Das rechte Bein und den linken Arm nach oben einige Zentimeter anheben und kleine dynamische Bewegungen ausführen.

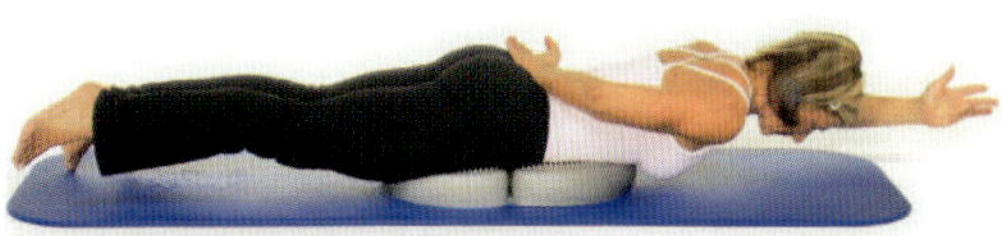

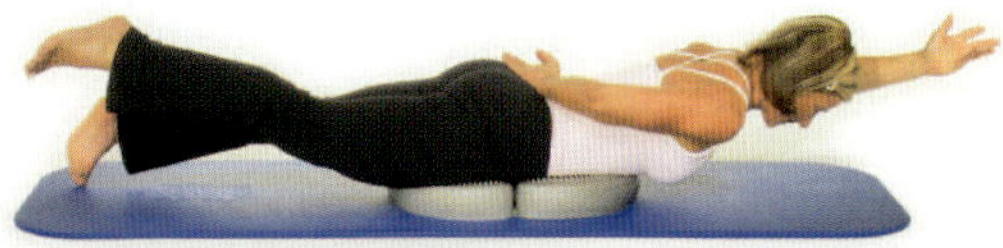

Ausgangsposition: Bauchlage, beide Arme nach vorne strecken, beide Beine weit nach außen spreizen und die Fersen leicht gegen die Unterlage drücken. Die Schultern nach hinten unten verlagern, die Schlüsselbeine lang ziehen, den Kopf in Verlängerung der Wirbelsäule halten. Die Gesäßmuskulatur maximal anspannen.

Endposition: In der Luft werden im schnellen Wechsel „hackende" Bewegungen mit den Armen ausgeführt („Petersilie fein hacken").

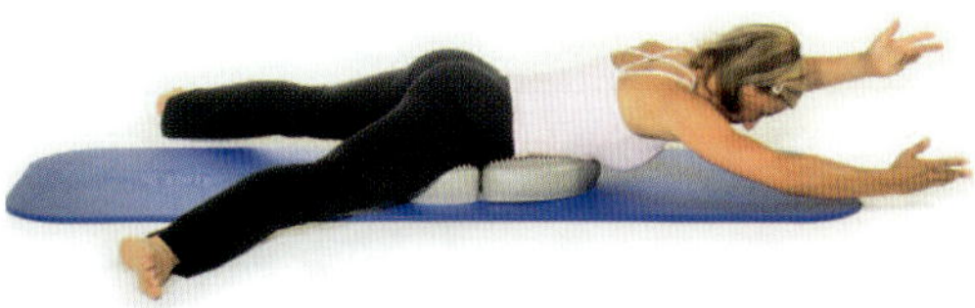

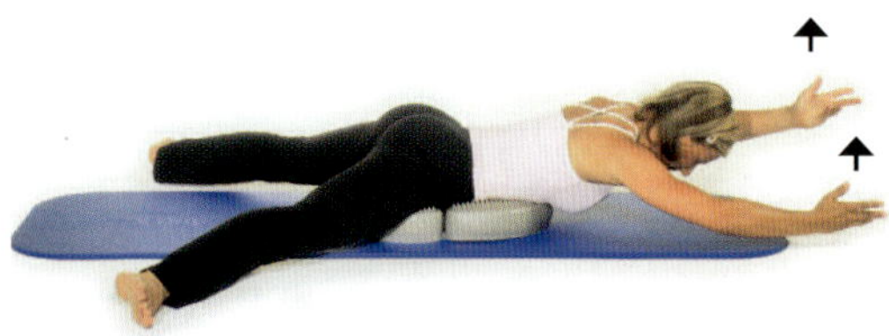

Ausgangsposition: Bauchlage, beide Beine weit nach außen spreizen und die Fersen leicht gegen die Unterlage drücken. Beide Arme in U-Halte bringen, die Daumen zeigen nach oben, die Schultern in eine leichte Außenrotation führen. Die Schultern nach hinten unten verlagern, die Schlüsselbeine lang ziehen, den Kopf in Verlängerung der Wirbelsäule halten. Die Gesäß- und Bauchmuskulatur anspannen.

Endposition: Den Rumpf sanft ca. 10-15 mal zur Seite rotieren, unter dem Arm durchschauen, wie durch ein imaginäres Fenster.

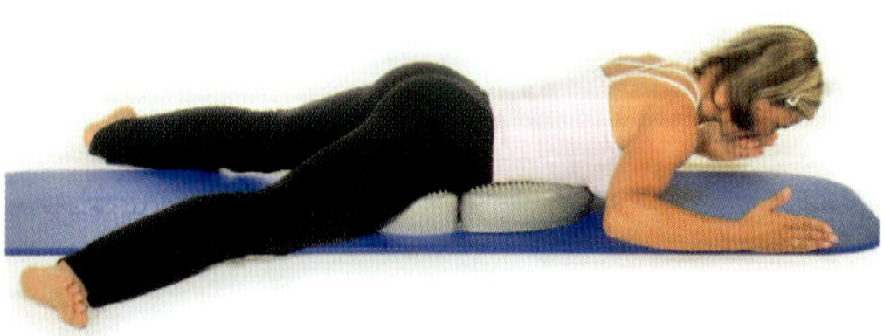

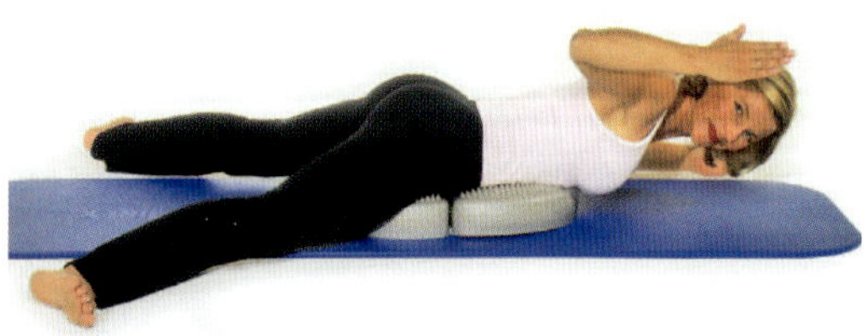

Ausgangsposition: Vierfüßlerstand, das rechte Bein nach hinten, den linken Arm nach vorne strecken, die linke Handinnenfläche zeigt dabei nach oben (eine leichte Außenrotation im Schultergelenk). Der gesamte Körper bleibt in der Horizontalen.

Endposition: Das rechte Bein und der linke Arm werden nach oben einige Zentimeter dynamisch in kleinen Bewegungsamplituden verlagert. Die Bauch- und Gesäßmuskulatur müssen bei der Ausführung der Übung angespannt bleiben, um ein Hohlkreuz zu vermeiden.

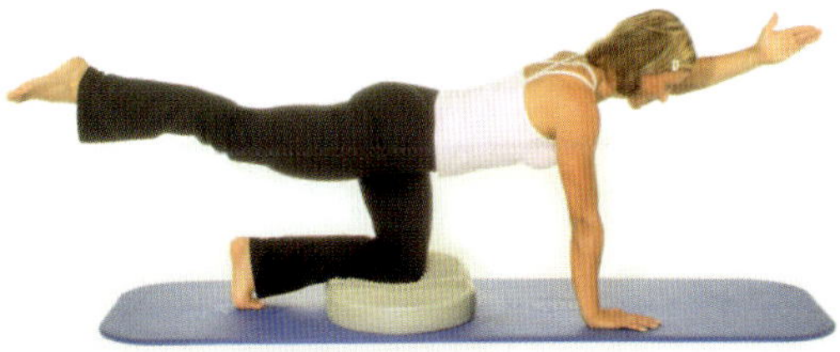

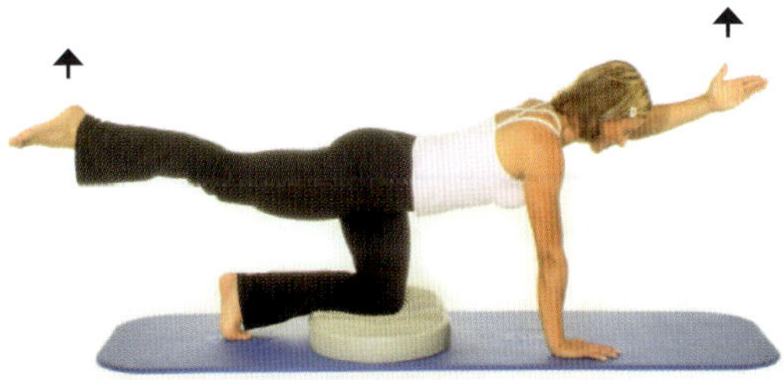

Übungen mit PHYSIOTUBE PRO

Ausgangsposition: Im Stand, beckenbreit auf das Tube stellen und das Tube verkürzt fassen. Den geraden Rumpf nach vorne verlagern, dabei die Beckenbodenmuskulatur aktivieren und Spannung im Bauch aufbauen.

Endposition: Der Rumpf wird gegen die Schwerkraft und den Widerstand des Tubes aufgerichtet.

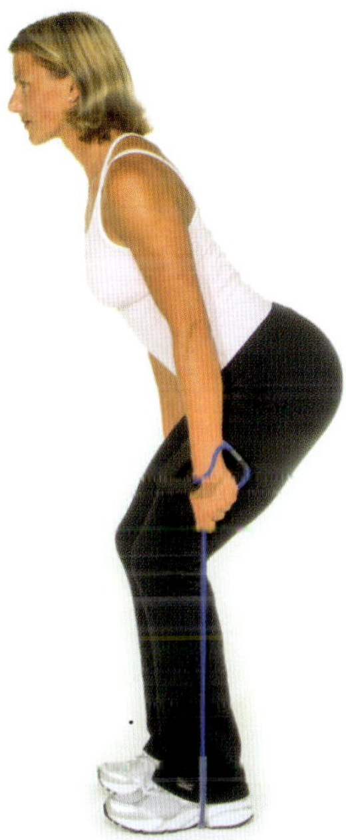

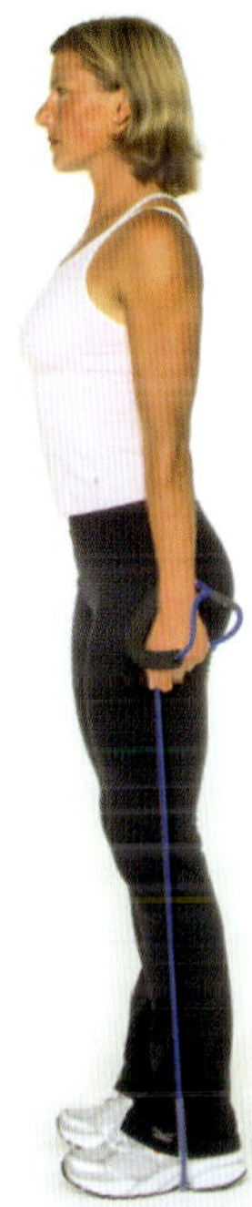

Trapezmuskel (M. trapezius)

Übungen ohne Zusatzgerät

Ausgangsposition: Im Stand, Ausfallschritt, den geraden Rumpf nach vorne verlagern, beide Arme in U-Halte führen. Die Schultern nach hinten unten verlagern, die Schlüsselbeine lang ziehen, den Kopf in Verlängerung der Wirbelsäule halten.

Endposition: Beide Schulterblätter werden zusammen mit der Tendenz nach unten geführt.

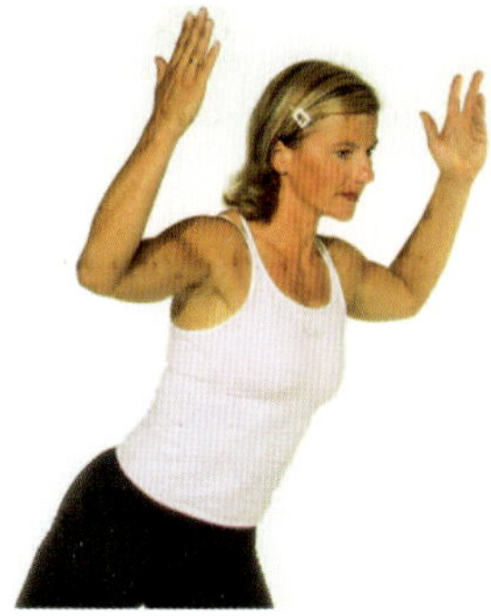

Anmerkung: Auf dem AERO STEP XL oder auf einer anderen labilen Unterlage (z. B. ein zusammengelegtes Badetuch) liegend, sind die Übungen für die tiefstliegenden, kleinsten aber auch wichtigsten Muskeln im Rückenbereich effektiver.

Ausgangsposition: Bauchlage, beide Beine strecken und anspannen. Beide Arme in U-Halte bringen, die Daumen zeigen nach oben, die Schultern in eine leichte Außenrotation führen und nach hinten unten verlagern, die Schlüsselbeine lang ziehen, den Kopf in Verlängerung der Wirbelsäule halten. Die Gesäß- und Bauchmuskulatur anspannen.

Endposition: Beide Schulterblätter werden zusammen mit der Tendenz nach unten geführt. Die Beine entweder nur in Verlängerung des Rumpfs angespannt halten oder nach oben, in demselben Rhythmus, einige Zentimeter mitbewegen.

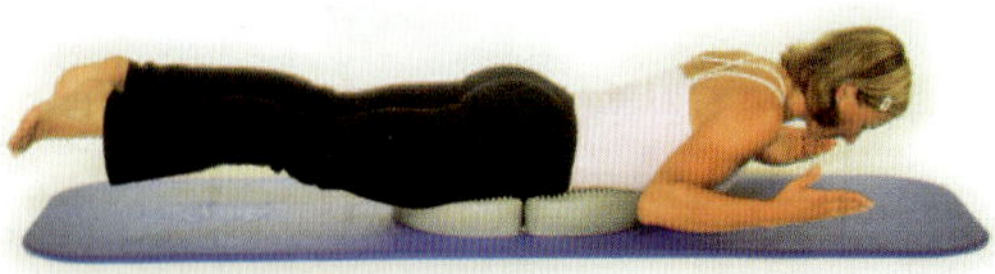

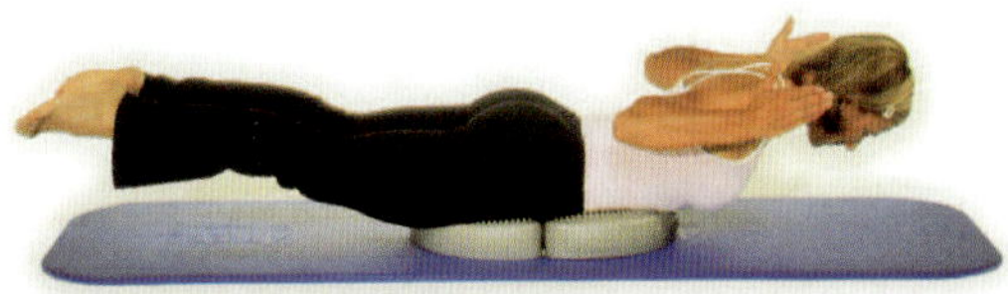

Übungen mit PHYSIOTUBE PRO

Ausgangsposition: Im Stand, mit beiden Füßen auf das Tube stellen. Beide Griffe über die Hände schieben, so dass beide Hände geöffnet bleiben, die Handinnenflächen zeigen zum Gesicht hin. Die Arme beugen und die Ellbogen seitlich positionieren (U-Halte), den geraden Rumpf nach vorne verlagern. Der Kopf bleibt in Verlängerung der Wirbelsäule, die Beckenbodenmuskulatur aktivieren und Spannung in der Bauchmuskulatur aufbauen.

Endposition: Beide Arme werden nach hinten verlagert, die Schulterblätter dabei zusammen, mit der Tendenz nach unten, geführt.

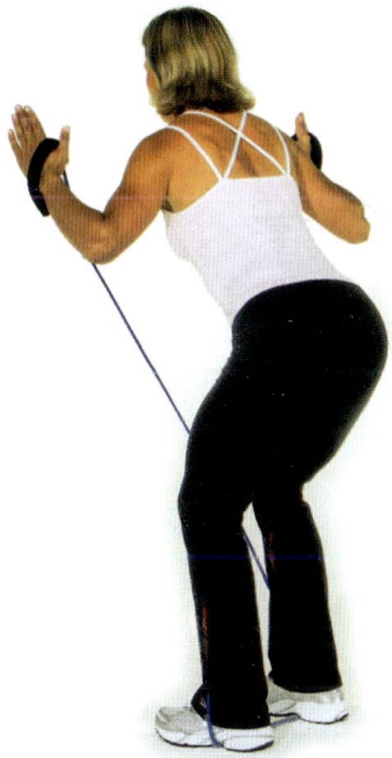

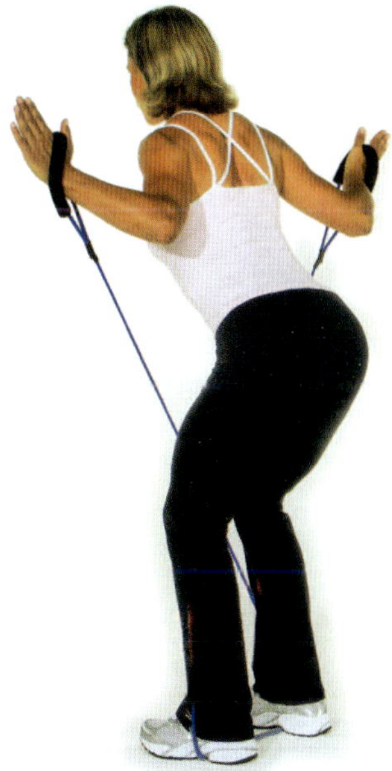

Ausgangsposition: Das Tube extern in Brusthöhe (auch Kopfhöhe möglich), z. B. an der Sprossenwand, fixieren. Ausfallschritt, beide Griffe vor dem Körper festhalten, die Arme etwa auf Brusthöhe führen, die Ellbogen anheben und sich so weit nach hinten verlagern, bis eine leichte Spannung im Tube entsteht.

Endposition: Beide Arme werden nach hinten, ganz dicht am Körper gegen den Widerstand des Tubes, geführt, die Schulterblätter dabei bewusst zueinander bewegen.

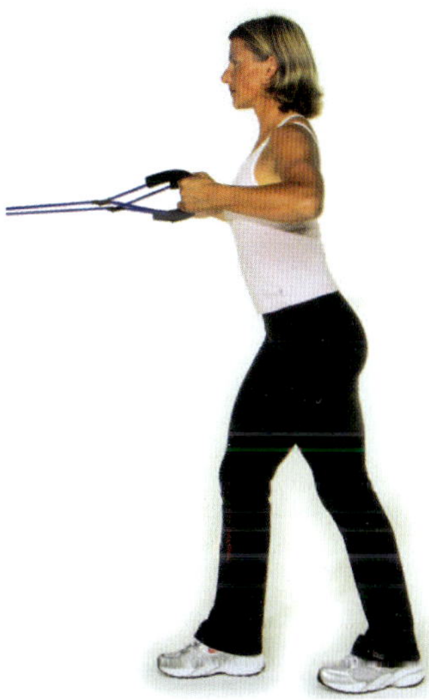

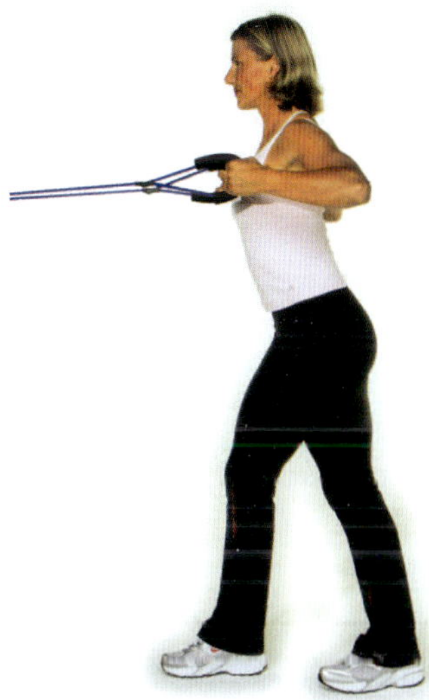

Ausgangsposition: Bauchlage, beide Arme nach vorne strecken, das Tube verkürzt fassen und unter Spannung bringen. Beide Beine weit nach hinten strecken und eventuell über die Anspannung der Bauch- und Gesäßmuskulatur vom Boden abheben. Die Schultern nach hinten unten verlagern, die Schlüsselbeine lang ziehen, den Kopf in Verlängerung der Wirbelsäule halten.

Endposition: Das Tube leicht auseinander ziehen und an die Brust heranziehen. Dabei beide Beine einige Zentimeter nach oben verlagern.

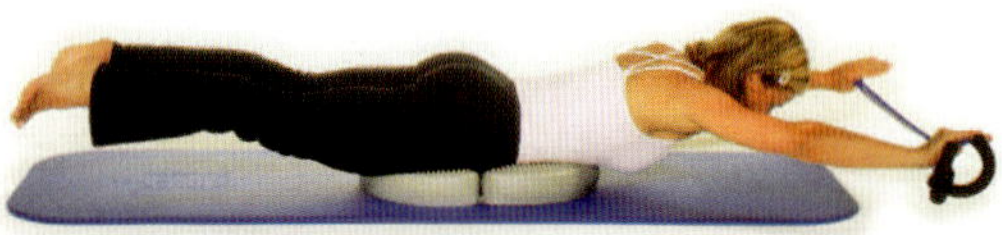

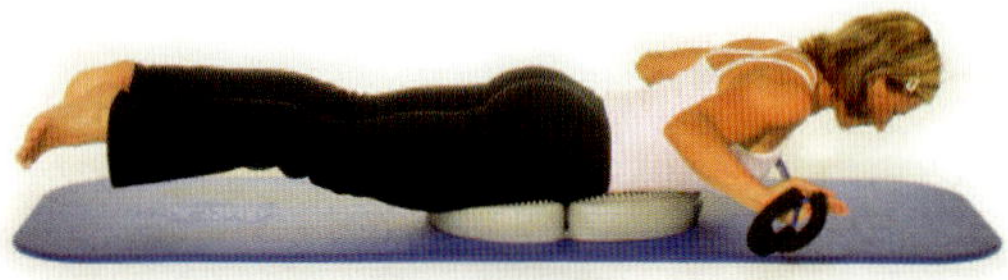

Breiter Rückenmuskel (M. latissimus dorsi)

Übungen ohne PHYSIOTUBE PRO

Anmerkung: Die effektivste Kräftigungsübung für den breiten Rückenmuskel sind Klimmzüge. Diese Übungen sind sehr anstrengend. Die Griffe an der Stange können unterschiedlich sein, z. B. schulterbreit oder noch breiter, mit der Handinnenfläche zum Gesicht oder nach außen hin. Nutzen Sie die Reckstangen an den Spielplätzen und probieren Sie Ihre Kräfte aus.

Ausgangsposition: Im Stand an einer Stange, die in einer Höhe von ca. 2 m fixiert ist, festhalten. Die Beine überkreuzen und Spannung im gesamten Körper aufbauen.

Endposition: Den Nacken oder den Hals zur Stange hinführen.

Anmerkung: Den Nacken zur Stange hin zu führen, kann eine starke Belastung der Halswirbelsäule bedeuten.

Übungen mit PHYSIOTUBE PRO

Ausgangsposition: Das Tube extern in Kopfhöhe fixieren (z. B. an der Sprossenwand). Ausfallschritt, beide Griffe vor dem Körper festhalten, die Arme etwa auf Brusthöhe führen und sich so weit nach hinten verlagern, bis eine leichte Spannung im Tube entsteht.

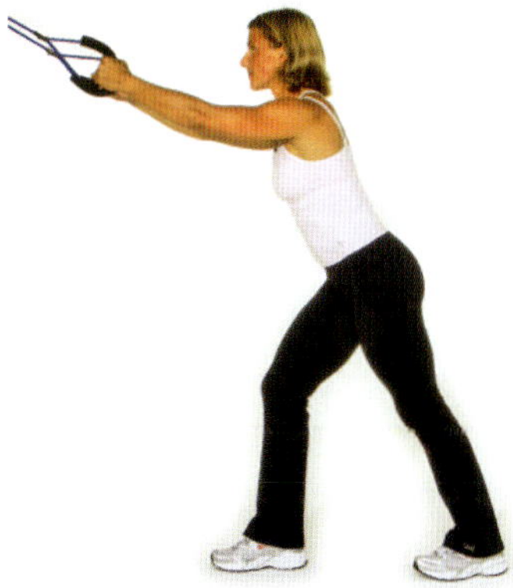

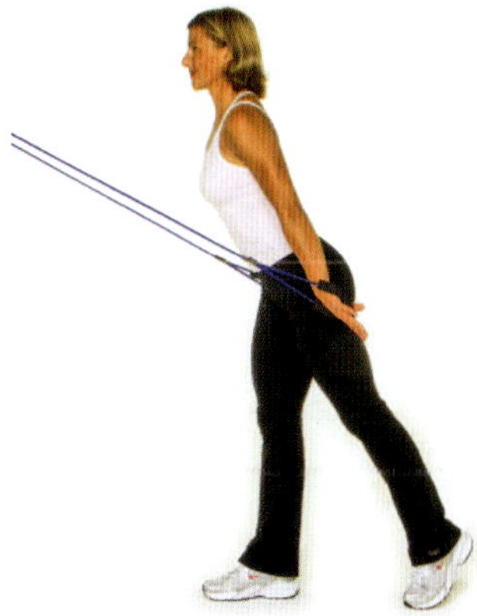

Endposition: Beide Arme werden gestreckt nach hinten, ganz dicht am Körper gegen den Widerstand des Tubes, verlagert. Die Daumen zeigen in der Endposition nach innen (Innenrotation im Schultergelenk). Den gesamten Rumpf etwas nach vorne verlagern.

Ausgangsposition: Im Stand, das Tube halbieren, die rechte Hand hält das eine Ende des Tubes, den rechten Arm nach oben über dem Kopf halten. Mit dem linken Arm das andere Ende seitlich auf Schulterhöhe halten. Die Bauch- und Gesäßmuskulatur anspannen, den Rumpf gerade halten.

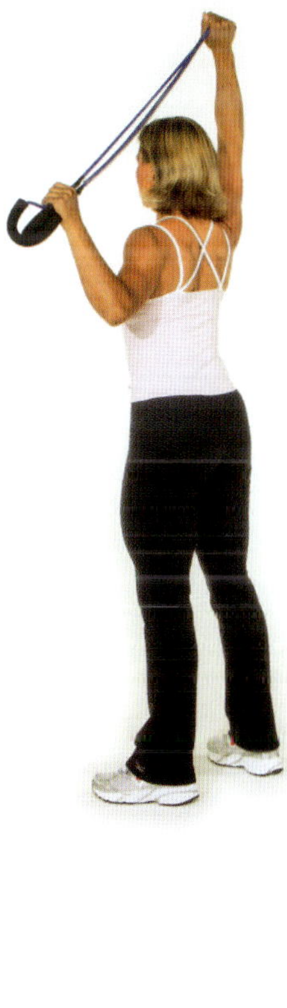

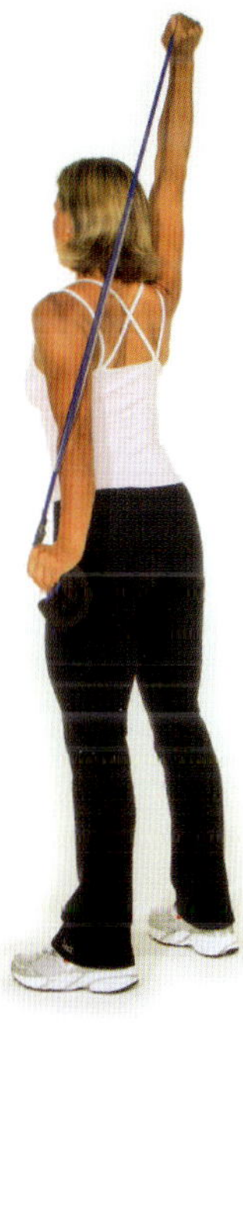

Endposition: Der linke Arm wird nach hinten unten, nah am Körper, in die Innenrotation gestreckt (der linke Daumen zeigt zum Körper hin). Das Tube befindet sich in der Endphase hinter dem Kopf.

13.4 Kräftigungsbereich IV: Bein- und Gesäßmuskulatur

Eine gut gekräftigte Bein- und Gesäßmuskulatur sorgt für die Stabilisierung und die Entlastung des Hüft- und des Kniegelenks sowie für eine physiologische Beckenstellung und damit für eine aufrechte Körperhaltung.

Der große Gesäßmuskel (M. glutaeus maximus) ist hauptsächlich für die Beckenaufrichtung und die Hüftstreckung verantwortlich. Die Muskulatur der Oberschenkelvorderseite (M. quadriceps femoris) hat die Hauptaufgabe das Kniegelenk zu strecken und das Hüftgelenk zu beugen. Die auf der Rückseite liegende Muskulatur (ischiocrurale Muskelgruppe) dient zur Kniebeugung und der Hüftstreckung. Die Oberschenkelinnenseite, die so genannten Adduktoren, ziehen das Bein an den Körper heran und die Oberschenkelaußenseite, die so genannten Abduktoren, heben das Bein zur Seite. Mithilfe der Wadenmuskulatur ist es möglich, in den Ballenstand zu kommen. Auf der Unterschenkelvorderseite liegt eine Muskelgruppe (unter anderem der M. tibialis anterior), die den Fuß heranzieht und somit das Gehen ermöglicht.

Abduktoren

Übungen ohne Zusatzgerät

Ausgangsposition: Im Stand, den Körper strecken, den Kopf gerade halten. Das linke Bein seitlich etwas abheben.

Endposition: Das linke Bein wird einige Zentimeter seitlich gegen die Schwerkraft angehoben.

Ausgangsposition: Seitenlage, beide Beine in Verlängerung des Rumpfs strecken. Den Kopf auf den unteren gestreckten Arm legen, mit dem oberen Arm am Boden abstützen (bessere Stabilität).

Endposition: Das obere Bein wird gestreckt nach oben geführt, das untere Bein bleibt in der Luft leicht angehoben. Die Wirbelsäule wird lang gezogen um in der Seitenposition die Taillenbildung aufrecht zu erhalten (nur möglich durch Anspannung des Beckenbodens und der Bauchmuskulatur).

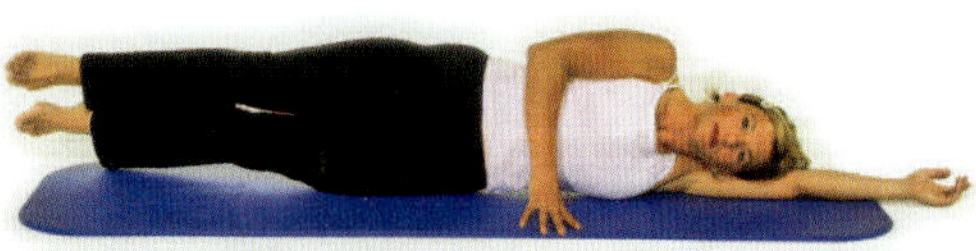

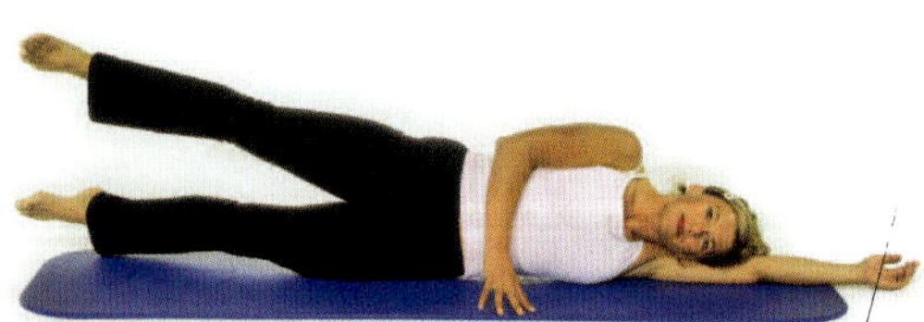

Übungen mit PHYSIOTUBE PRO

Ausgangsposition: Im Stand, mit beiden Füßen auf das Tube stellen und überkreuzt an beiden Griffen fassen. Beide Hände am Becken seitlich fixieren. Den Oberkörper aufrichten, die Bauch- und Gesäßmuskulatur anspannen, das rechte Bein seitlich verlagern und in der Luft halten.

Endposition: Das seitlich angehobene rechte Bein wird gegen den Widerstand des Tubes weitere 15-20 cm zur Seite gespreizt.

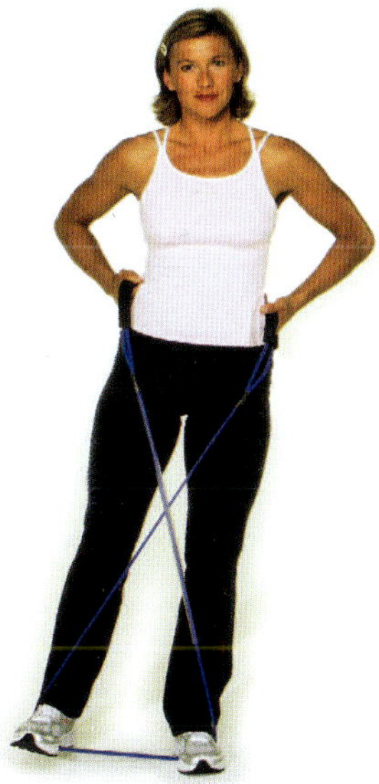

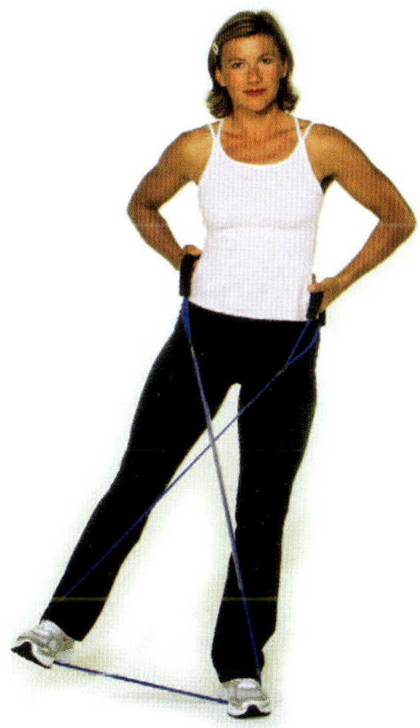

Ausgangsposition: Im Stand das Tube seitlich auf Sprunggelenkhöhe fixieren. Den Oberkörper aufrichten, die Bauch- und Gesäßmuskulatur anspannen, das rechte Bein in der Luft halten.

Endposition: Das seitlich angehobene rechte Bein wird gegen den Widerstand des Tubes weitere 15-20 cm zur Seite gespreizt.

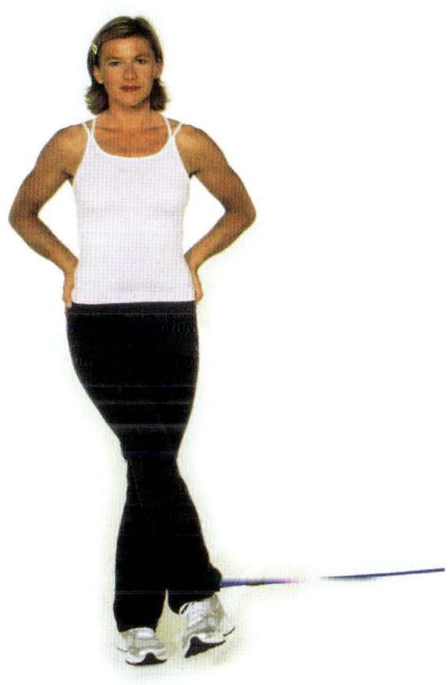

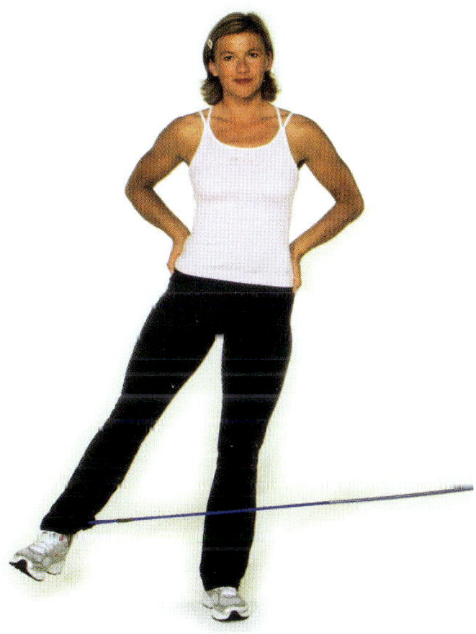

Ausgangsposition: Rückenlage, das Tube um beide Fußsohlen legen, beide Griffe festhalten und überkreuzt am Becken fixieren. Beide Beine nach oben strecken und etwa beckenbreit geöffnet halten.

Endposition: Beide Beine nach außen gegen den Widerstand des Tubes spreizen.

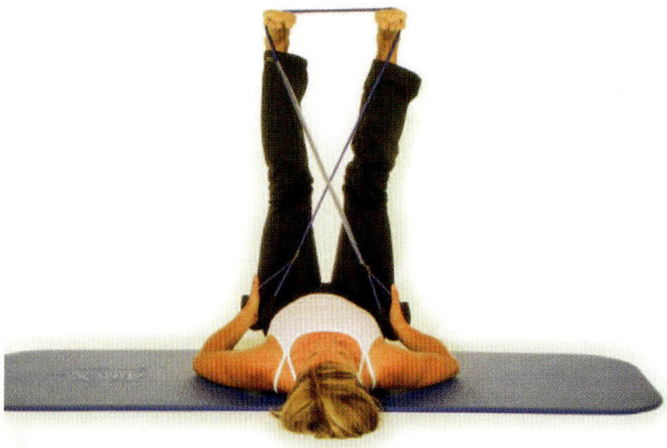

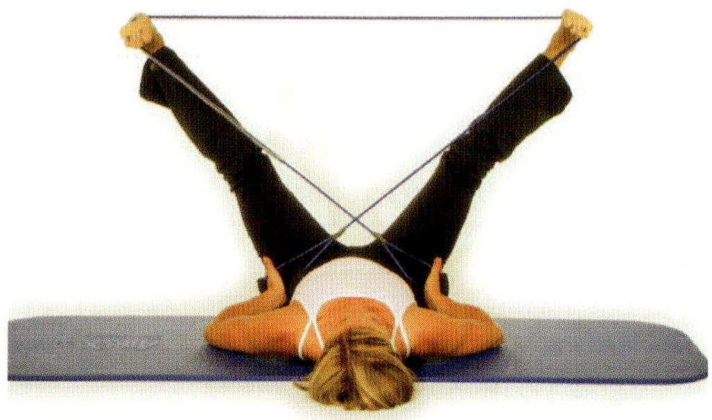

Ausgangsposition: Seitenlage, das Tube um beide Fußsohlen legen, beide Griffe mit der oberen Hand festhalten und am Boden vor dem Körper fixieren. Das untere Bein, zur besseren Stabilität, leicht beugen, das obere Bein gestreckt in die Waagerechte anheben. Die Wirbelsäule wird lang gezogen, um in der Seitenposition die Taillenbildung aufrecht zu erhalten (nur möglich durch Anspannung des Beckenbodens und der Bauchmuskulatur).

Endposition: Gegen den Widerstand des Tubes wird das obere Bein einige Zentimeter angehoben.

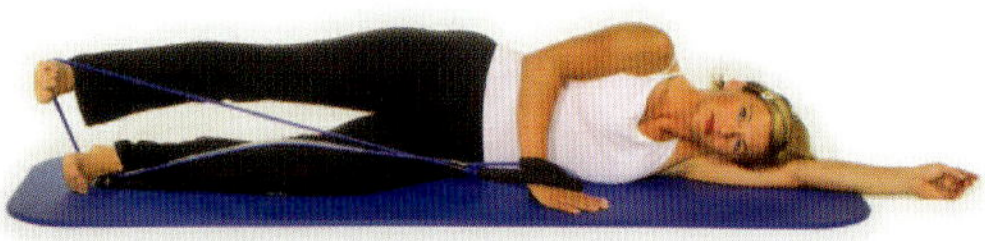

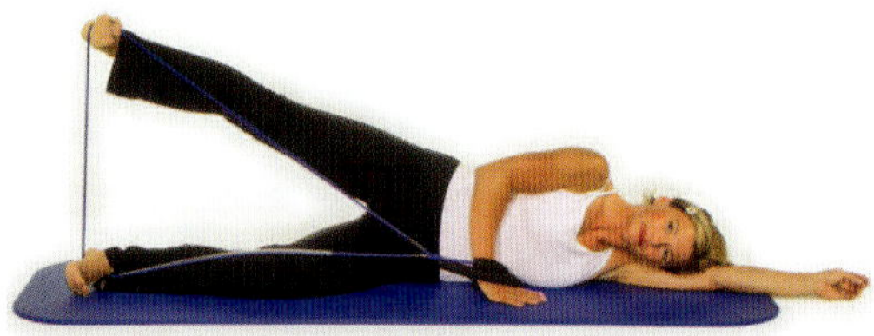

Oberschenkelvorderseite (M. quadriceps femoris)

Übungen ohne Zusatzgerät

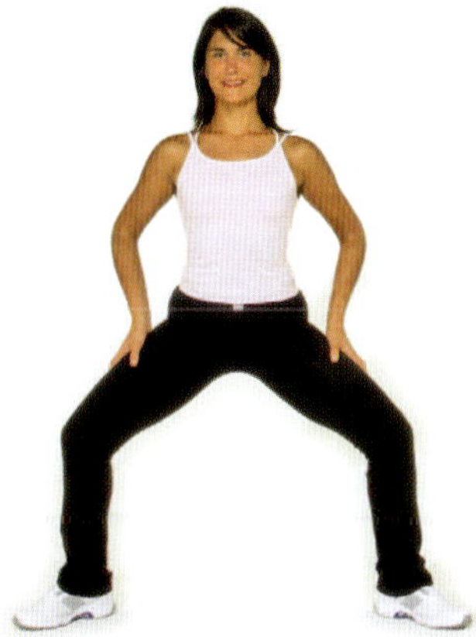

Ausgangsposition: Im Stand, beide Beine weit nach außen öffnen und die Knie beugen. Beide Knie und beide Fußspitzen zeigen in die Diagonale. Den Rücken gestreckt halten, mit beiden Händen am Oberschenkel abstützen, so dass die Daumen nach vorne zeigen (Außenrotation im Schultergelenk).

Endposition: Beide Beine werden gestreckt, eventuell in der Endposition auf die Fußspitze stellen.

Ausgangsposition: Einbeinstand, das linke Bein anheben (das Knie bleibt unter Hüfthöhe), das rechte Knie beugen (mehr als 90° Winkel im Kniegelenk). Den Rumpf gerade halten, beide Arme seitlich strecken, so dass die Handinnenflächen nach vorne zeigen (Außenrotation im Schultergelenk).

Endposition: Das rechte Bein wird gestreckt, eventuell in der Endphase auf die Fußspitze stellen.

Anmerkung: Auf dem AERO STEP XL oder auf einer anderen labilen Unterlage (z. B. ein zusammengelegtes Badetuch) stehend sind die Übungen für die Stabilisatoren im Kniegelenk effektiver.

Ausgangsposition: Ausfallschritt, das linke Bein gebeugt positionieren (mehr als 90° Winkel im Kniegelenk), das rechte Bein nach hinten verlagern und ebenfalls beugen. Mit beiden Arme seitlich abstützen (Außenrotation im Schultergelenk).

Endposition: Beide Beine werden gestreckt, wobei das Körpergewicht hauptsächlich auf das vordere Bein verlagert wird. Beide Arme können dabei dynamisch nach oben verlagert werden.

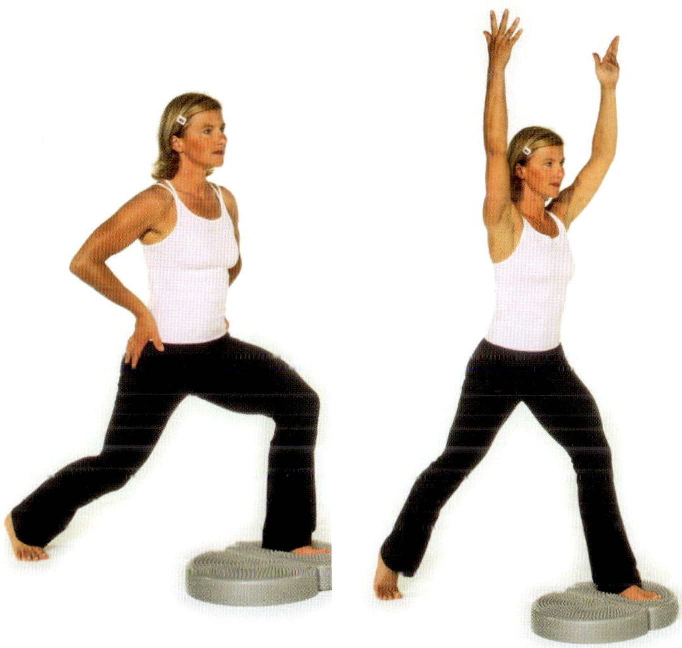

Übungen mit PHYSIOTUBE PRO

Ausgangsposition: Das Tube hinten, auf Sprunggelenkshöhe fixieren. Einbeinstand, um das rechte Sprunggelenk den Griff schlingen, das rechte Bein im Kniegelenk beugen, anheben und nach hinten verlagern. Den Rücken gestreckt halten, beide Hände am Becken abstützen, so dass die Daumen nach vorne zeigen (Außenrotation im Schultergelenk).

Endposition: Gegen den Widerstand des Tubes das rechte Bein nach vorne strecken, die Fußspitze dabei heranziehen, um die Spannung im Oberschenkel zu verstärken und vor allem, um das Knie zu stabilisieren sowie muskulär zu sichern.

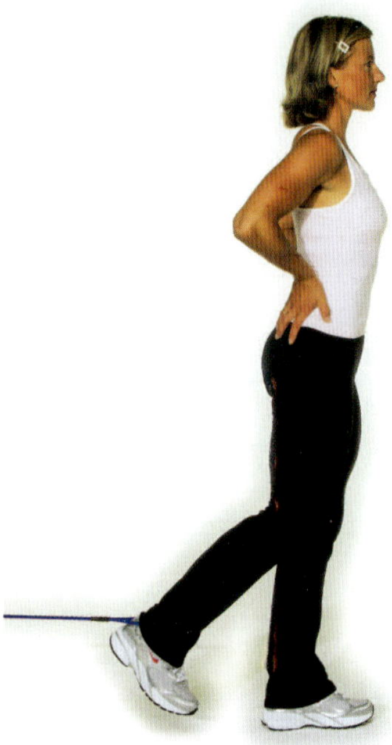

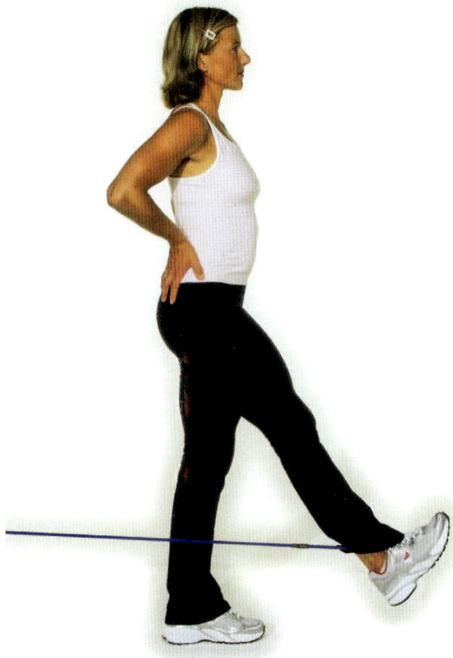

Ausgangsposition: Rückenlage, mit dem rechten Fuß auf das Tube stellen, das Tube überkreuzen. Das rechte Bein anheben und zur Brust ziehen (im Kniegelenk ist der Winkel maximal 90°). Beide Griffe festhalten und die Unterarme seitlich am Boden positionieren (U-Halte), die Handinnenflächen zeigen nach oben Richtung Decke, die Schulterblätter dabei zusammenführen.

Endposition: Gegen den Widerstand des Tubes wird das rechte Bein nach oben gestreckt.

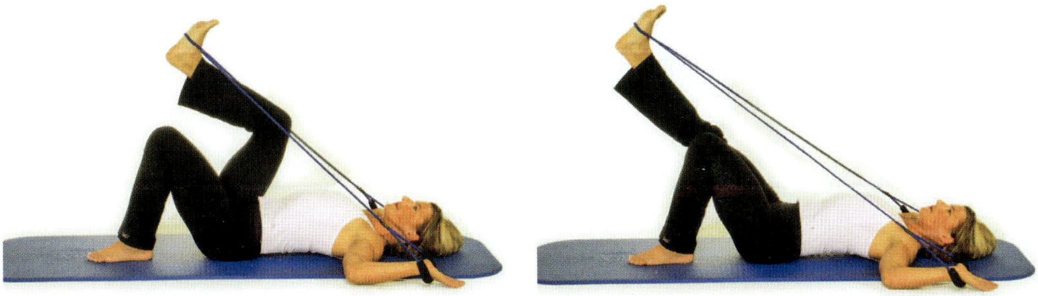

Ausgangsposition: Vierfüßlerstand, um den rechten Fuß einen Tubegriff schlingen und auf derselben Seite mit der rechten Hand den anderen Griff am Boden fixieren. Das rechte Bein gebeugt leicht vom Boden anheben (im Knie ca. 90°), die Fußspitze heranziehen, das Becken und den Kopf gerade halten. Den Bauchnabel nach innen ziehen.

Endposition: Gegen den Widerstand des Tubes wird das rechte Bein nach hinten gestreckt.

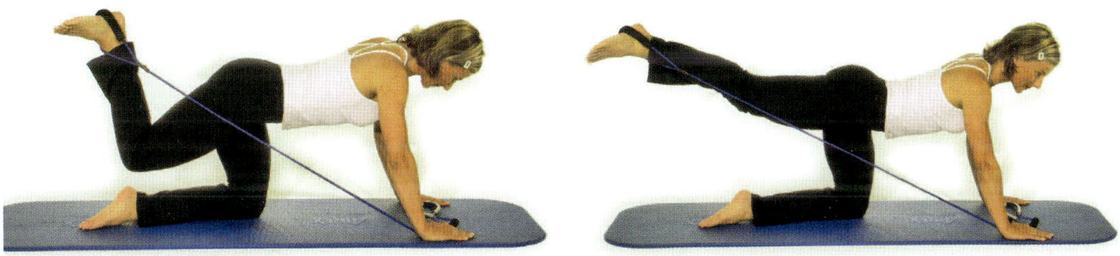

Großer Gesäßmuskel (M. glutaeus maximus)

Übungen ohne Zusatzgerät

Ausgangsposition: Einbeinstand, beide Arme neben dem Körper strecken und nach außen rotieren, die Schulterblätter dabei zusammenführen, das rechte, gestreckte Bein nach hinten und den Rumpf etwas nach vorne, auf das linke Standbein, verlagern.

Endposition: Mit dem rechten, gestreckten Bein werden in der Endphase ganz kleine Bewegungen nach hinten ausgeführt.

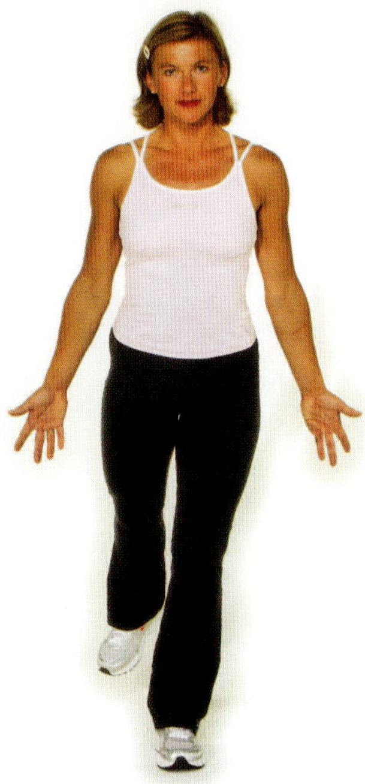

Ausgangsposition: Vierfüßlerstand auf beiden Unterarmen, das rechte Bein gebeugt leicht anheben (im Knie ca. 90°), die Fußspitze heranziehen, das Becken und den Kopf gerade halten.

Endposition: Mit dem rechten, gebeugten Bein werden in der Endphase ganz kleine Bewegungen nach oben ausgeführt.

Variante: Die Übung wird mit gestreckten Bein ausgeführt.

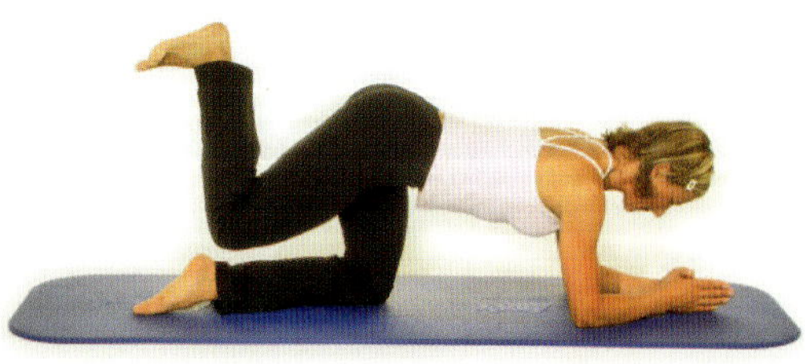

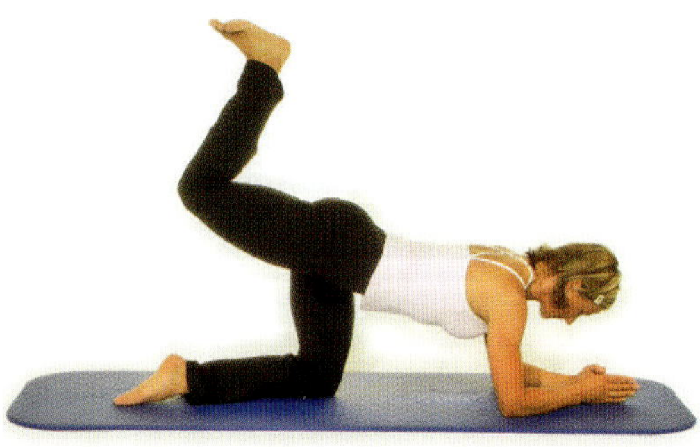

Ausgangsposition: Rückenlage, die Füße beckenbreit aufstellen, das Becken etwas vom Boden anheben. Beide Arme in U-Form seitlich positionieren oder seitlich strecken (z. B. bei Einschränkung der Beweglichkeit im Schultergelenk), so dass die Handinnenflächen nach oben zeigen (Außenrotation im Schultergelenk).

Endposition: Das Becken wird so weit angehoben bis die Oberschenkel, das Becken und der Rumpf eine Linie bilden. Die Bewegungsamplitude ist klein.

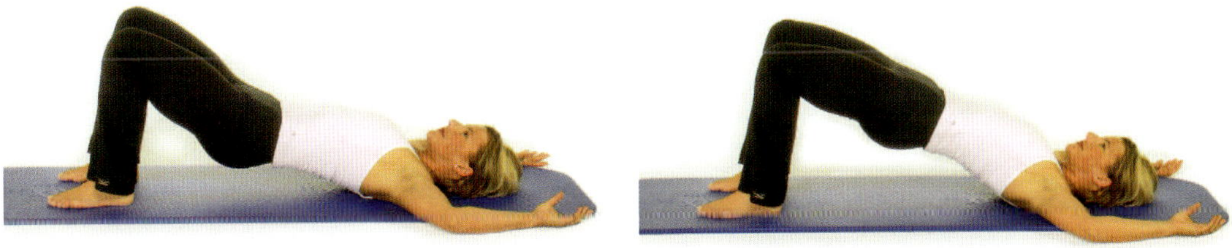

Übungen mit PHYSIOTUBE PRO

Ausgangsposition: Das Tube extern vorne fixieren. Im Stand, mit dem Gesicht zum Tube, das Tube um den rechten Fuß schlingen. Das linke Standbein minimal beugen. Den Rumpf strecken, die Hände am Becken fixieren, die Fingerspitzen zeigen nach hinten.

Endposition: Gegen den Widerstand des Tubes wird das rechte, gestreckte Bein nach hinten verlagert.

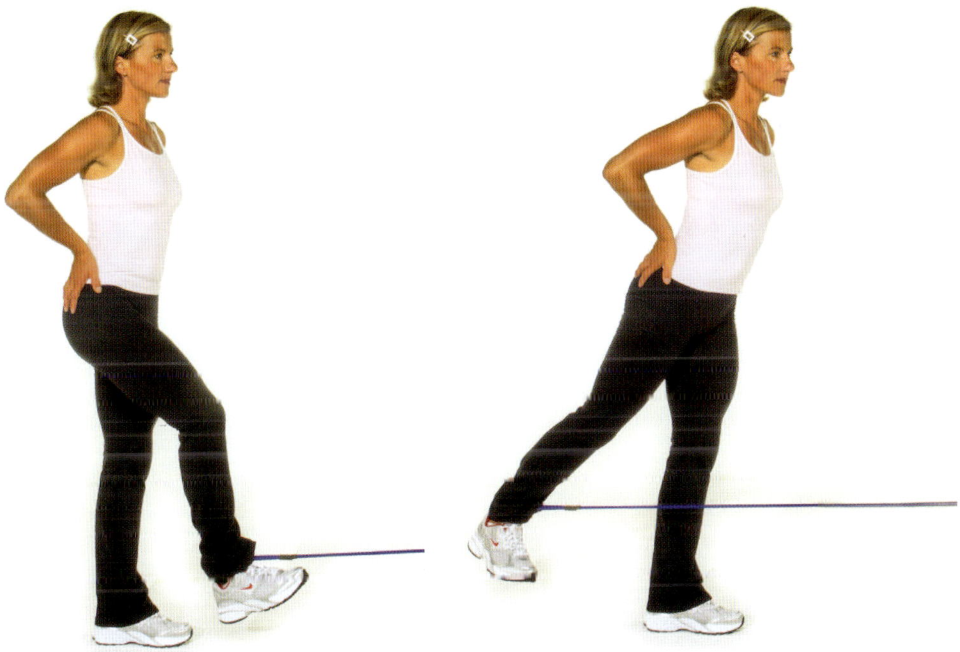

Ausgangsposition: Vierfüßlerstand, um den rechten Fuß einen Tubegriff schlingen und auf der selben Seite mit der rechten Hand den anderen Griff am Boden fixieren. Das rechte Bein gebeugt leicht vom Boden anheben (im Knie ca. 90°), die Fußspitze heranziehen, das Becken und den Kopf gerade halten. Den Bauchnabel nach innen ziehen.

Endposition: Gegen Widerstand des Tubes das rechte, gebeugte Bein nach oben führen, bis der Oberschenkel eine Linie mit dem Rumpf und dem Becken bilden. Die Bewegungsamplitude ist klein.

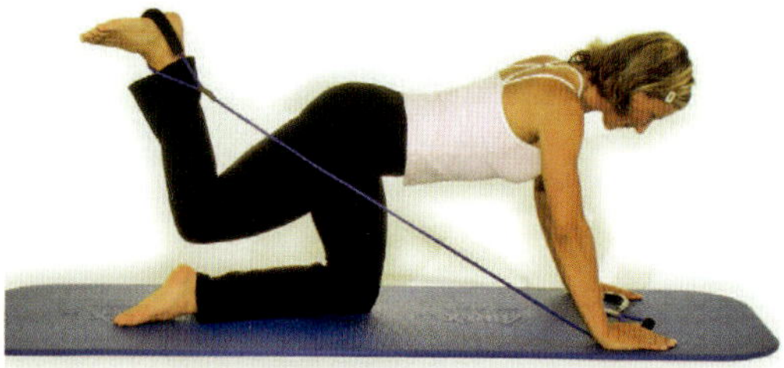

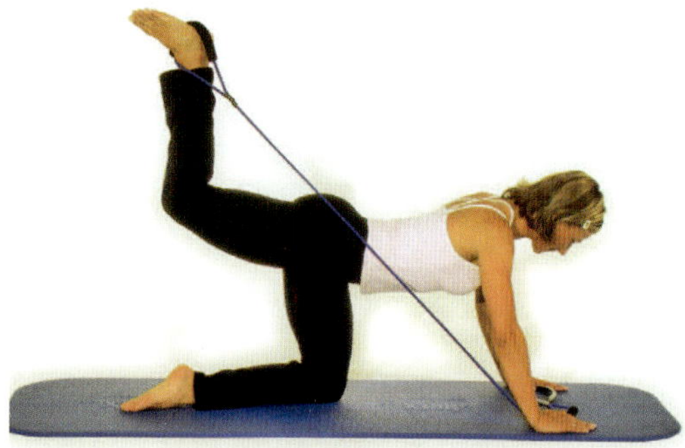

Ausgangsposition: Rückenlage, die Füße beckenbreit aufstellen, das Tube halbieren und um das Becken im Leistenbereich legen, das Becken etwas vom Boden anheben. Mit beiden Armen beide Tubeenden festhalten und am Boden fixieren.

Endposition: Das Becken wird gegen den Widerstand des Tubes so weit angehoben bis die Oberschenkel, das Becken und der Rumpf eine Linie bilden.

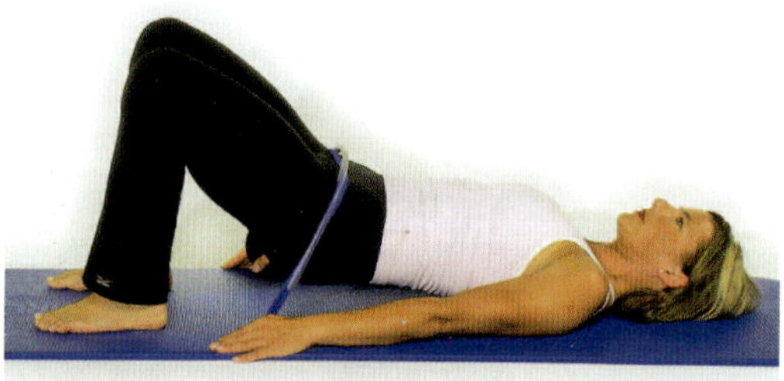

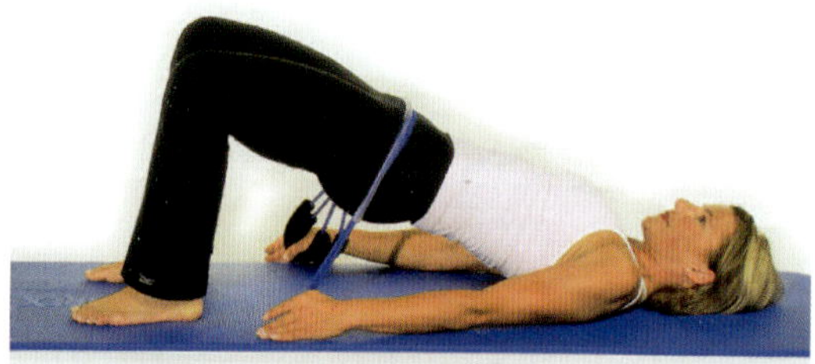

Oberschenkelrückseite (Mm. ischiocrurales)

Übungen ohne Zusatzgerät

Ausgangsposition: Vierfüßlerstand auf beiden Unterarmen, das rechte Bein nach hinten strecken und die Fußspitze heranziehen. Die Ellbogen unter beiden Schultern positionieren, den Kopf gerade halten.

Endposition: Der Unterschenkel wird bis maximal 90° im Kniegelenk gebeugt, die Fußspitze wird herangezogen.

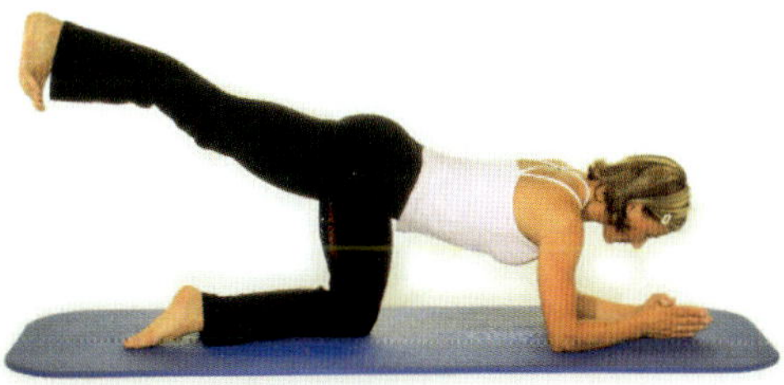

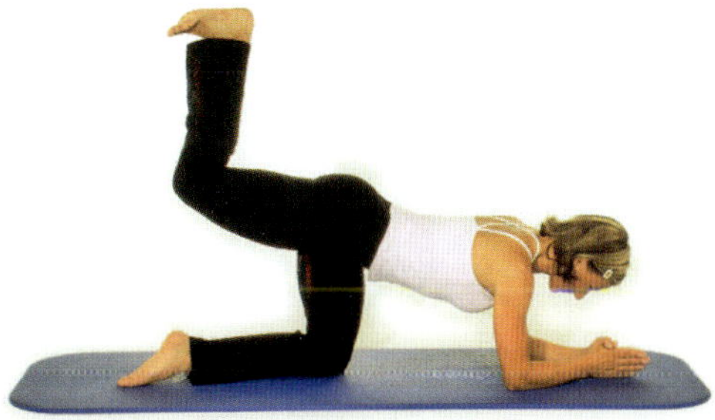

Übungen mit PHYSIOTUBE PRO

Ausgangsposition: Das Tube extern fixieren. Im Stand, mit dem Gesicht zum Tube, den Tubegriff um den rechten Fuß schlingen und das rechte Bein nach hinten verlagern. Das linke Standbein minimal beugen. Den Rumpf strecken, die Hände am Becken fixieren, die Fingerspitzen zeigen nach hinten.

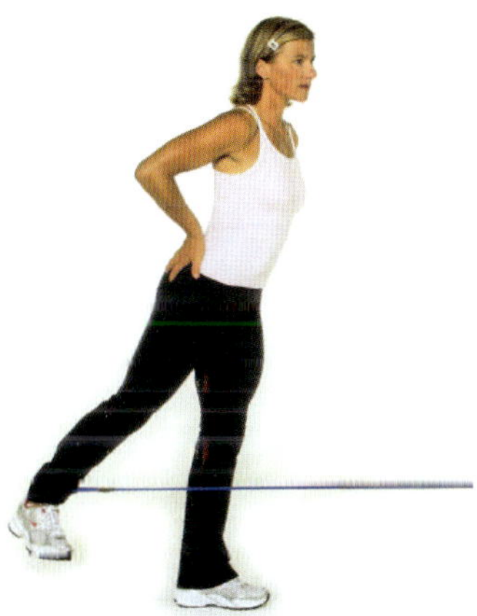

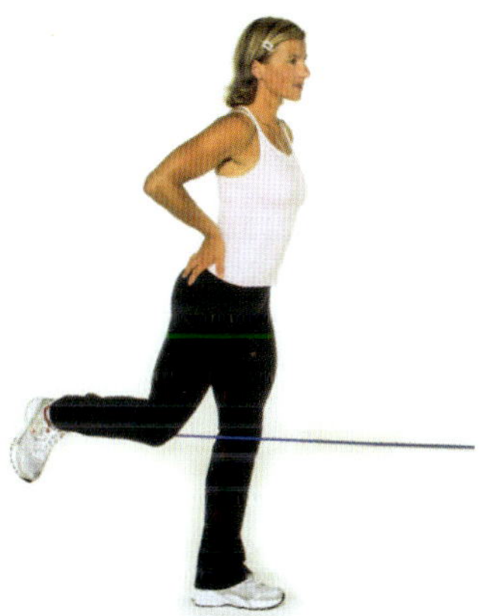

Endposition: Das rechte Bein bleibt hinten, nur der Unterschenkel wird bis ca. 90 ° im Kniegelenk, gegen den Widerstand des Tubes, gebeugt.

Adduktoren

Übungen ohne Zusatzgerät

Ausgangsposition: Seitenlage, Stütz auf dem Unterarm (oder der Kopf liegt auf dem unteren gestreckten Arm). Das rechte Bein gebeugt aufstellen, das untere linke Bein gestreckt in der Luft halten. Den Rumpf dabei gerade halten.

Endposition: Gegen die Schwerkraft das linke Bein einige Zentimeter nach oben führen.

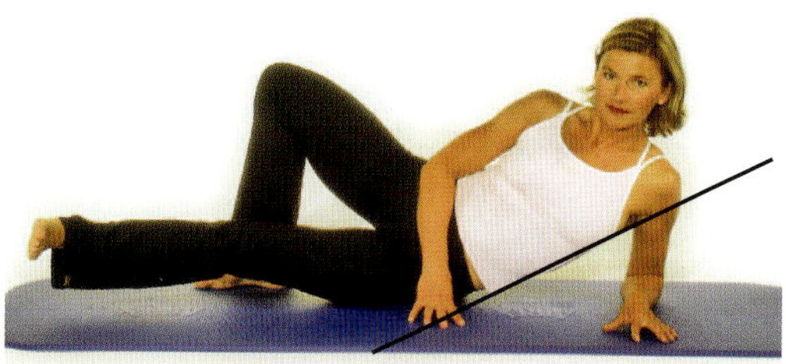

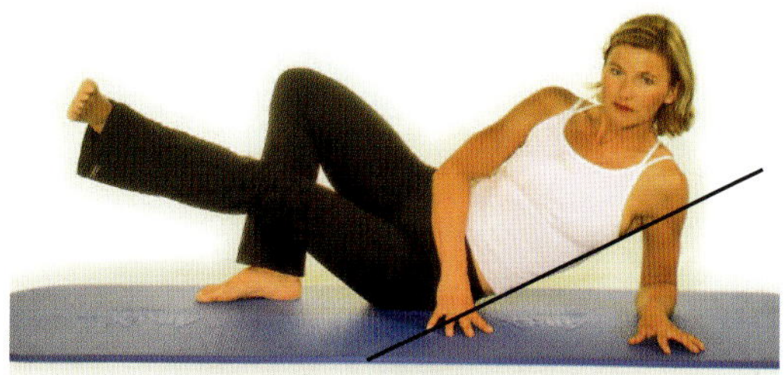

Übungen mit PHYSIOTUBE PRO

Ausgangsposition: Das Tube extern fixieren. Im Stand, ein Griff um das rechte Sprunggelenk fixieren, das rechte Bein seitlich verlagern. Der Rumpf bleibt aufgerichtet. Die Arme zur besseren Stabilität am Becken fixieren, so dass die Daumen nach vorne zeigen (Außenrotation im Schultergelenk).

Endposition: Gegen den Wiederstand des Tubes wird das rechte Bein von außen nach innen, am Standbein vorbei, bewegt.

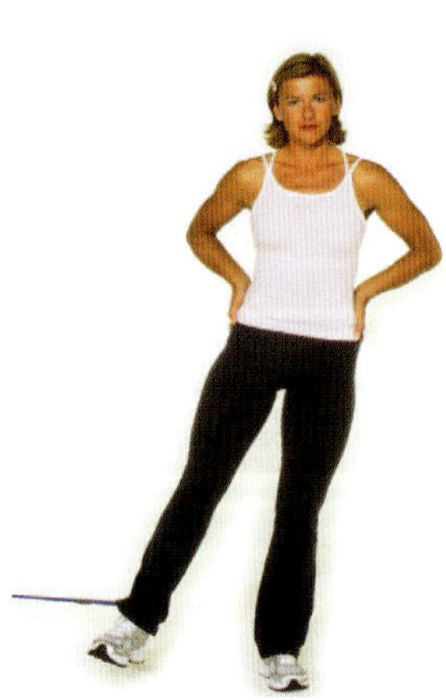

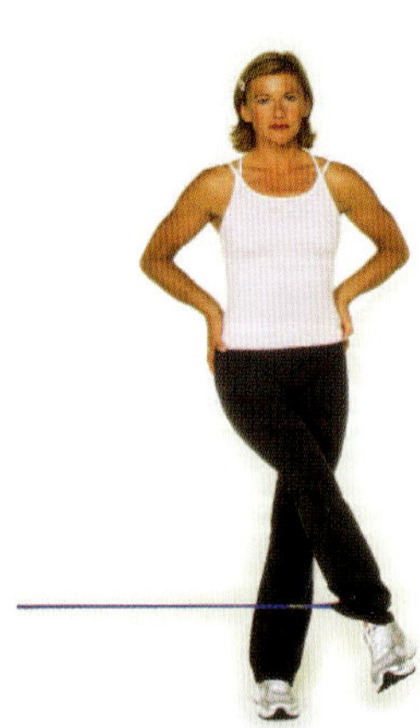

14 Beweglichkeitstraining

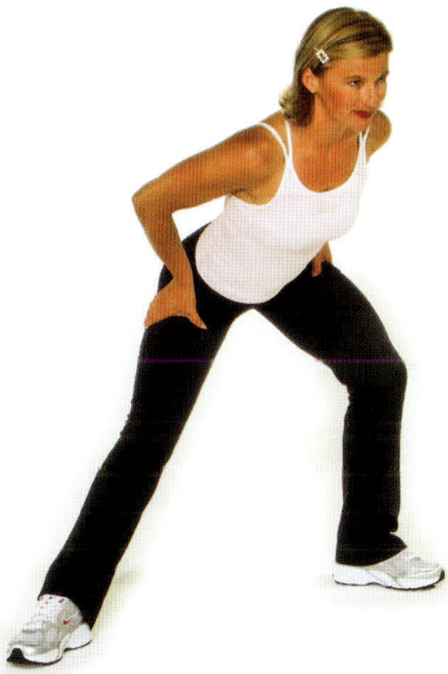

Am Ende des Aerobic Programms sowie nach jeder sportlichen Aktivität sollte man die Muskulatur nachdehnen.

Empfohlen wird die Methode „statisch-bewegt", indem man in der so genannten **Dehnschwelle** (der Punkt des ersten Spürens einer Dehnung) verbleibt und sich bis zur **Dehngrenze** (individuell willkürliche maximale Dehnweite) sanft bewegt. Die maximale Position wird für etwa 5 Sekunden angenommen, anschließend werden wieder dynamisch kleine Bewegungsamplituden im Dehnschwellenbereich ausgeführt.

Die Dehnung wird insgesamt ca. 30-90 Sekunden durchgeführt. Die Ausnahme in der Dehnungsdauer stellt die Nackenmuskulatur dar. Nackendehnung wird für ca. 10 Sekunden angenommen, um die Versorgungswege des Kopfes (Arterien, Venen, Nervenbahnen) nicht zu beeinträchtigen. Jede Muskelgruppe sollte 2-3 Mal gedehnt werden.

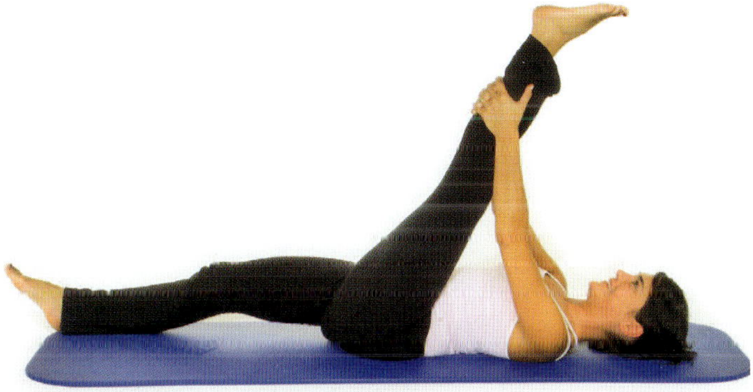

14.1 Dehnübungen im Stand

Die 6 wichtigsten Dehnbereiche

Oberschenkelrückseite (ischiocrurale Muskulatur)

Positionierung: Das rechte Bein gestreckt etwa eine Fußlänge nach vorne stellen, die komplette Fußsohle bleibt am Boden; das linke Bein bleibt hinten in einer leicht gebeugten Position, so dass sich beide Oberschenkel auf derselben Höhe befinden. Mit beiden Händen im Leistenbereich abstützen, die Daumen zeigen nach vorne, den Rücken dabei gerade halten.

Ausführung: Das Gesäß wird weit nach hinten verlagert und die Sitzbeinhöcker nach oben gerichtet. Der rechte Fuß wird leicht in den Boden, mit der Tendenz nach hinten, gedrückt, so als würden Sie den Fuß nach hinten verlagern wollen. Der Fuß bleibt jedoch an derselben Stelle stehen. Das Knie in eine angenehme Streckung führen.

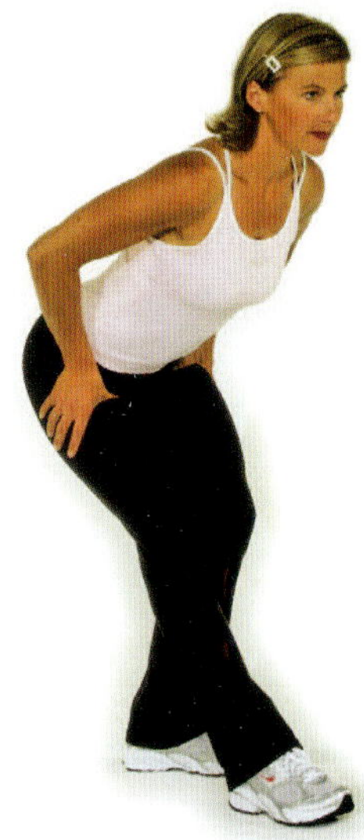

Oberschenkelvorderseite (M. quadriceps femoris)

Positionierung: Einbeinstand, oberhalb vom Fußrücken oder am Schuh (bei einer Einschränkung des Kniegelenks) fassen und den rechten Unterschenkel gebeugt an das Gesäß heranziehen, beide Knie bleiben parallel zueinander in der beckenbreiten Position. Zur besseren Stabilität können Sie sich an einer Wand oder einem Partner festhalten.

Ausführung: Das rechte Knie wird sanft nach hinten verlagert und das Becken, über die maximale Anspannung der Gesäßmuskulatur, nach vorne geführt. Die Bauchmuskulatur muss ebenfalls angespannt werden um Hohlkreuz-Bildungen zu vermeiden.

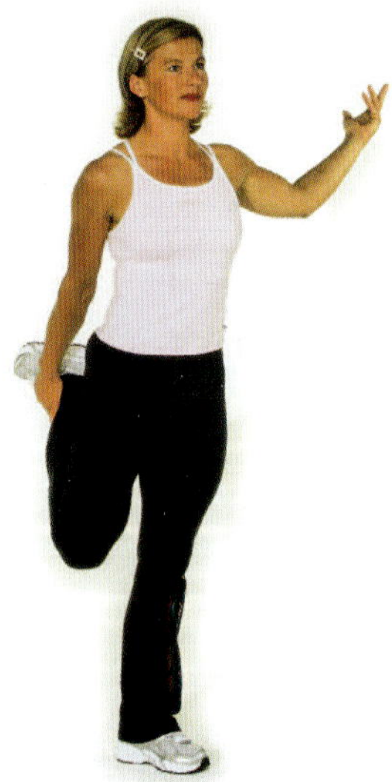

Oberschenkelinnenseite (Adduktoren)

Positionierung: Beide Beine weit nach außen öffnen, die Fußspitzen zeigen diagonal nach außen in Richtung Knie, den geraden Rücken etwas nach vorne verlagern, mit beiden Händen im Leistenbereich abstützen, so dass die Daumen nach vorne zeigen.

Ausführung: Das Körpergewicht wird so weit nach links verlagert, bis in der rechten Oberschenkelinnenseite ein Dehnreiz auftritt. Das rechte Bein bleibt in der gestreckten Position. Das linke, gebeugte Knie darf nicht über die linke Fußspitze hinausschauen, weil es zu einer Überlastung des Kniegelenks führen könnte.

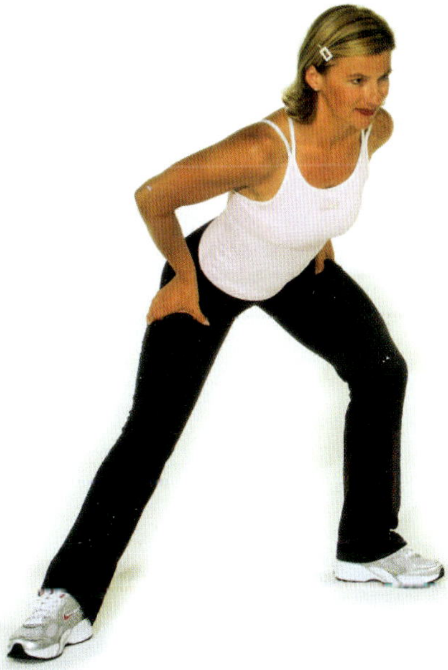

Wadenmuskulatur (M. gastrocnemius)

Positionierung: Das rechte Bein nach hinten verlagern, beide Füße bleiben parallel, beckenbreit auseinander, beide Fußspitzen zeigen nach vorne und die Fersen nach hinten. Den Rücken gerade halten und etwas nach vorne verlagern, mit beiden Händen im Leistenbereich abstützen, so dass die Daumen nach vorne zeigen. Das vordere Knie darf nicht über die Fußspitze hinausschauen.

Ausführung: Der Oberkörper wird nach vorne verlagert, bis in der rechten Wade ein Dehnreiz auftritt. Die rechte Ferse muss dabei am Boden bleiben.

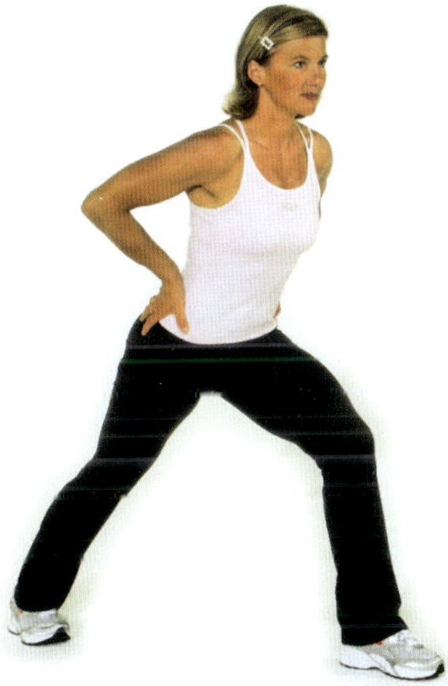

Brustmuskulatur

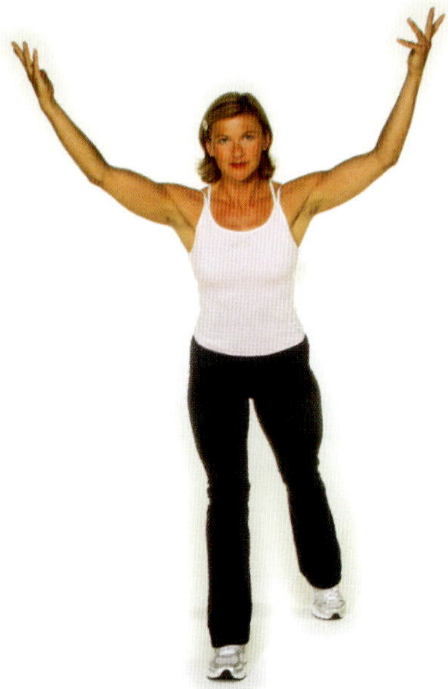

Positionierung: Ausfallschritt, den Rumpf aufrichten und die Arme nach oben in eine weit geöffnete V-Position führen. Die Ellbogen befinden sich etwas höher als die Schultern. Die Bauchmuskulatur anspannen, um Hohlkreuz zu vermeiden.

Ausführung: Beide angehobenen Arme werden in einer kleinen Bewegungsamplitude nach hinten verlagert, bis im Brustbereich ein Dehnreiz auftritt.

Nacken

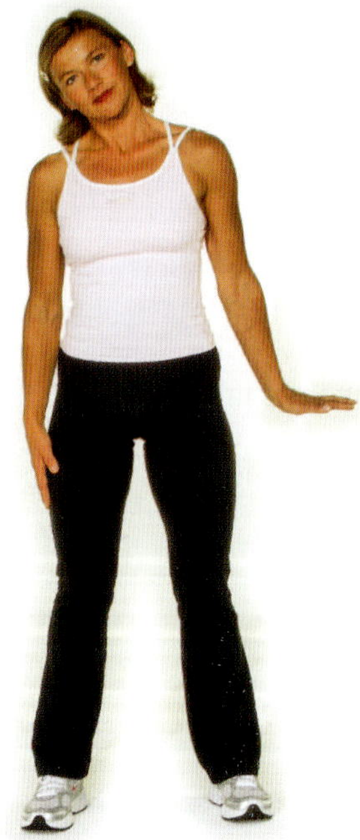

Positionierung: Beckenbreiter Stand, den Kopf sanft nach rechts verlagern (rechtes Ohr in Richtung rechte Schulter), die Wirbelsäule aufrichten. Beide Schultern locker unten lassen.

Ausführung: Die linke Schulter wird nach unten sanft geführt, indem die linke Handinnenfläche zum Boden gerichtet wird.

Variante 1: Das Kinn wird aus der letzten Position zur rechten Schulter verlagert.

Variante 2: Das Kinn wird zur rechten Seite nach oben, in die oberen Diagonale geführt. Um optimale Dehnung hervorrufen zu können, sollten die Kiefermuskeln locker bleiben (der Mund öffnet sich automatisch ein wenig).

14.2 Dehnübungen im Liegen

Die vorgestellte Reihenfolge der Dehnungsübungen bildet die Wichtigkeit der zu dehnenden Muskeln ab. Die Übungen werden auf dem Boden durchgeführt, damit die nicht-beanspruchten Muskeln können – im entspannten Zustand kann man die Muskulatur am besten dehnen.

Dehnen Sie bewegt-statisch, d.h., dehnen Sie die Muskulatur bis an ihre Dehngrenze, verbleiben Sie in dieser Dehnstellung einige Sekunden und versuchen Sie erneut, durch dynamisches Heranziehen die Dehngrenze zu verschieben. Die Dauer der Dehnung beträgt insgesamt ca. 30-90 Sekunden.

Machen Sie das Nachdehnen zu einem festen Bestandteil Ihres Fitnessprogramms.

Oberschenkelrückseite

Positionierung: Rückenlage, das linke Bein nach oben strecken, mit beiden Händen am Unterschenkel fassen (oder mit einem Handtuch das Bein heranziehen), den Fuß dabei locker lassen. Das rechte Bein bequem aufstellen.

Ausführung: Das gestreckte linke Bein (im Kniegelenk) wird an den Körper herangezogen.

Intensivere **Variante**: Das rechte Bein am Boden strecken.

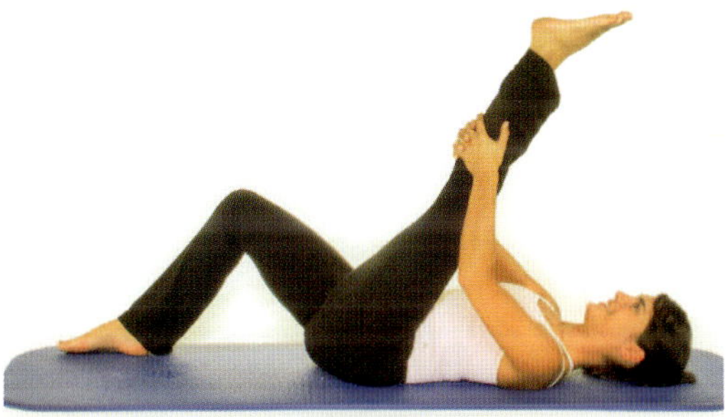

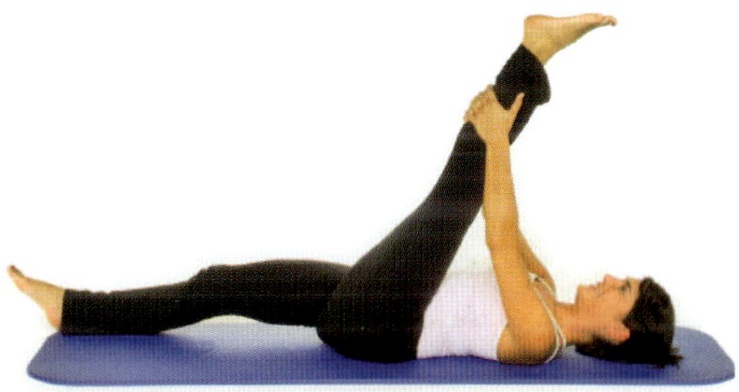

Oberschenkelvorderseite (M. quadriceps femoris)

Positionierung: Seitenlage, das untere Bein leicht beugen (bessere Stabilisation), das obere Bein beugen und oberhalb vom Sprunggelenk fassen. Das obere Knie bleibt auf Hüfthöhe. Der Kopf bleibt auf dem unteren Oberarm, in Verlängerung der Wirbelsäule, bequem liegen.

Ausführung: Das Becken nach vorne führen. Die Streckung in der Hüfte erzielt man am effektivsten durch die maximale Anspannung der Gesäßmuskulatur. Die Rumpfvorderseite, das Becken und der obere Oberschenkel bilden eine Linie.

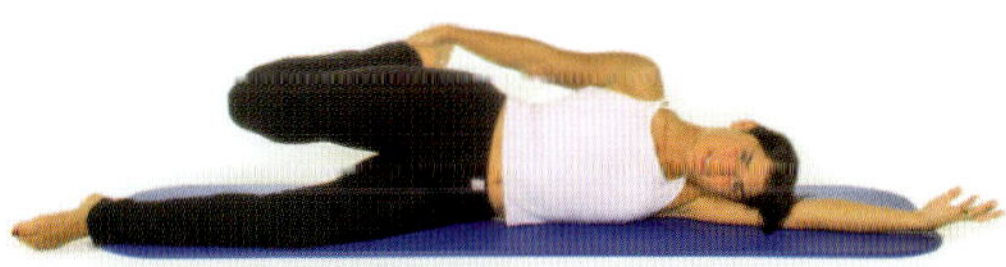

Adduktoren

Positionierung: Rückenlage, beide Beine nach oben strecken, an den Körper heranziehen, so dass die Lendenwirbelsäule am Boden bleibt.

Ausführung: Beide Beine werden gestreckt und weit nach außen geöffnet. Mit beiden Händen wird ein leichter, sanfter Druck nach außen ausgeübt.

Variante:

Positionierung: Aufrechter Sitz, beide Beine nach außen spreizen, mit beiden Händen hinten abstützen, um geraden Rücken zu erreichen.

Ausführung: Beide Beine, so weit es geht, nach außen öffnen, die Knie strecken und dabei den aufgerichteten Rumpf etwas nach vorne verlagern. Die Sitzbeinhöcker werden nach hinten verlagert (vor den Sitzbeinhöckern sitzen).

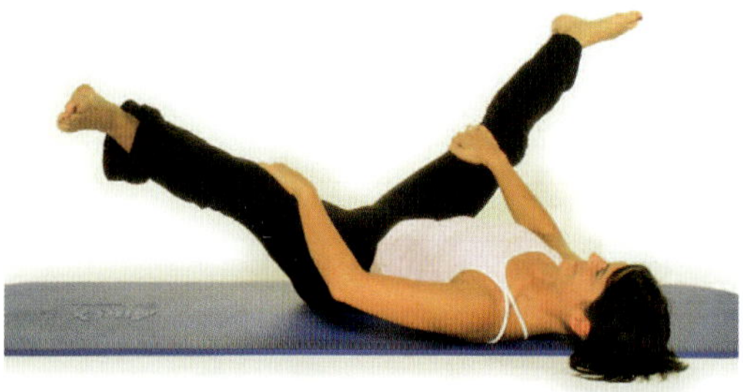

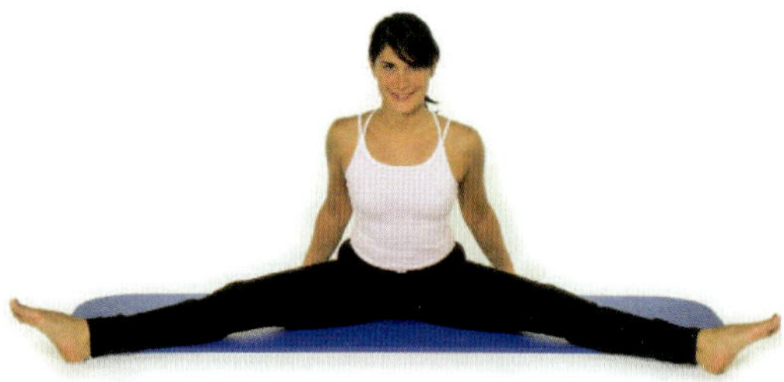

Gesäßmuskulatur (M. glutaeus maximus)

Positionierung: Rückenlage, beide Beine aufstellen, den linken Außenknöchel auf den rechten Oberschenkel positionieren.

Ausführung: Mit beiden Armen wird das rechte, gebeugte Bein an die Brust herangezogen. Zur Intensitätssteigerung wird das rechte, herangezogene Bein leicht nach rechts verlagert, bis der optimale Dehnreiz zu spüren ist.

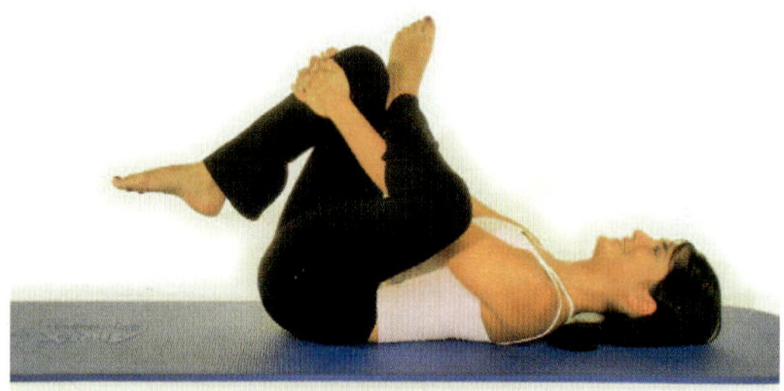

Brustmuskulatur

Positionierung: Aufrechter Sitz (eventuell Schneidersitz), die Knie fallen locker nach außen. Beide Arme nach oben strecken und zur Seite öffnen, so dass die Ellbogen etwas höher sind als die Schultern. Die Bauchmuskulatur anspannen, um ein Hohlkreuz zu vermeiden.

Ausführung: Beide Arme werden in einer kleinen Bewegungsamplitude nach hinten verlagert, bis im Brustbereich ein Dehnreiz auftritt.

Variante:

Positionierung: Rückenlage, beide Beine aufstellen, beide Arme seitlich etwa in Kopfhöhe strecken.

Ausführung: Beide Beine werden nach rechts und der Kopf nach links verlagert. Über die Anspannung der Gesäßmuskulatur wird das Becken vorgeschoben, damit der Rumpf, das Becken und beide Oberschenkel eine Linie bilden. Beide Schultern bleiben am Boden.

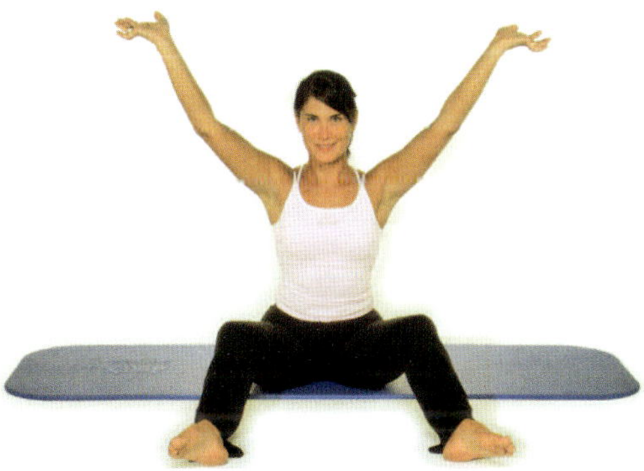

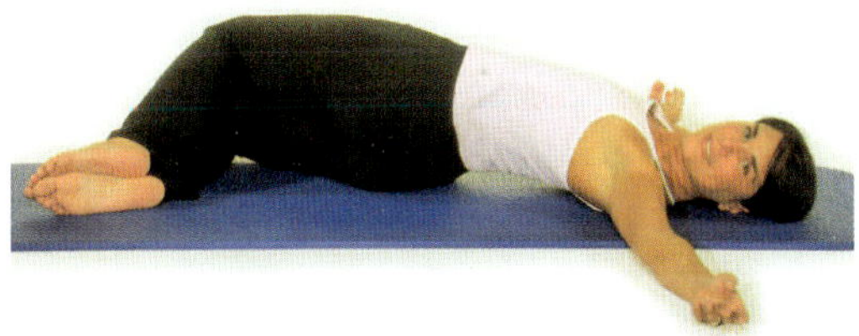

Nacken

Positionierung: Aufrechter Sitz (eventuell Schneidersitz), die Knie fallen locker nach außen. Beide Arme befinden sich seitlich am Körper.

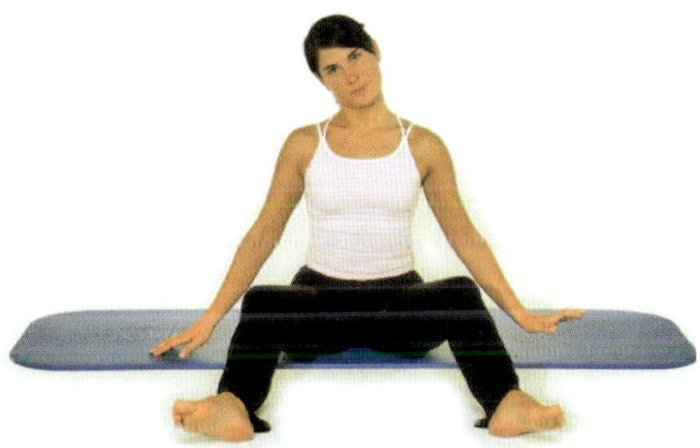

Ausführung: Den Kopf vorsichtig zur Seite neigen, die Schulter der Gegenseite aktiv nach unten ziehen.

Variante 1: Das Kinn wird aus der letzten Position zur linken Schulter verlagert.

Variante 2: Das Kinn wird zur linken Seite nach oben, in die oberen Diagonale geführt.
Um eine optimale Dehnung hervorrufen zu können, sollten die Kiefermuskeln locker bleiben (der Mund öffnet sich automatisch ein wenig).

15 Total Relax – Entspannung

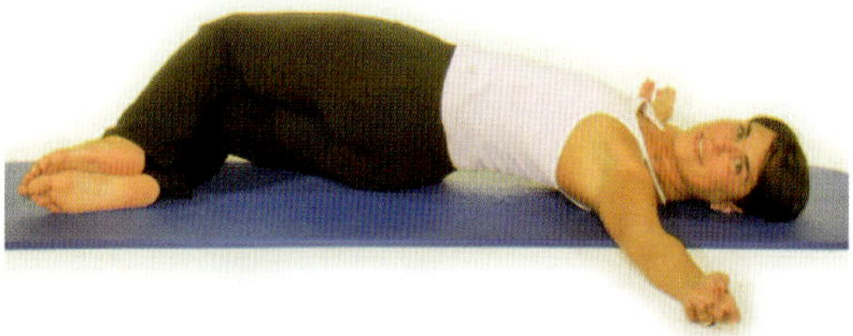

Stress ist unvermeidlich !

Jede Anforderung an unseren Körper (z. B. sportliche Aktivitäten, Prüfung, Narkose, Sonne, ...) verursacht Stress. Es wird zwischen dem Eu- und dem Disstress unterschieden. Der positive **Eustress** aktiviert die Lebensenergien und ist daher lebenserhaltender Stress. Der negative **Disstress** ist dagegen zerstörerischer Stress mit negativen Folgen wie Krankheiten, Verlust von Lebensfreude, Schwächung des Immunsystems usw.

Jeder Mensch reagiert auf den Stressor (Stresserzeuger) unterschiedlich. Dies hängt u.a. mit der Stress-Bewältigungsstrategie zusammen, die der Mensch im Laufe der Jahre erlernt und programmiert hat.

Wir sind heute in einem bisher nicht gekanntem Maße Neuerungen und Veränderungen ausgesetzt. Weil wir häufig mit dem Tempo der Entwicklung nicht Schritt halten können, wird der Stress zum Schrittmacher in unserem Leben, und die meisten von uns spüren am eigenen Körper schmerzhaft (z. B. Rücken-, Herzschmerz), wie schädlich dieser Stress für die eigene Gesundheit ist.

Um diesen Folgen vorzubeugen oder sie abzumildern spielt die Fähigkeit zur Entspannung eine große Rolle. Sport und Entspannung sind keine Gegenpole, sondern sich ergänzende Maßnahmen auf dem Weg zu einem gesünderen und glücklicheren Leben. Ein Mensch lebt nur dann gesund, wenn das Wechselspiel von Spannung und Entspannung ausreichend geschieht.

Gibt es überhaupt ein einfaches Programm, das alle gesundheitsbewussten Menschen durchführen können? Ja !!! Holen Sie sich ein gebührenfreies Rezept ab auf dem steht: vollwertige Ernährung, Wasser, natürliche Sonnenbäder (10-20 Minuten), Mäßigkeit/Selbstkontrolle, frische Luft, Entspannung, Ruhe und Bewegung.

Wir können viel für unsere Gesundheit tun: Indem wir die Stressoren erkennen und entsprechend handeln, können wir in einem nicht unerheblichen Maße unseren Stress und die Anspannungen abbauen.

Positive Effekte des Entspannungstrainings:
- Stressreduktion
- Steigerung der Lebensqualität
- Verbesserung/Entwicklung des Körpergefühls
- Verbesserung des psychischen und physischen Wohlbefindens
- Verbesserung der Konzentration und Leistungsfähigkeit
- Beschleunigung der Regeneration nach Belastung
- Erhöhte Zufriedenheit
- Verringerung von Unruhe, Nervosität
- Beseitigung muskulärer Verspannungen und Schmerzlinderung

Während des Entspannungstrainings kommt es zu messbaren Effekten im Körper wie z. B. Abnahme der Herzfrequenz, Senkung der Atemfrequenz, Vertiefung des Atems, Verringerung der Muskelspannung, Schwere- und Wärmeempfindung in Armen und Beinen sowie Schmerzreduktion.

Es gibt eine Vielzahl an Entspannungsmethoden. Einige müssen längere Zeit trainiert und geübt werden, bis die gewünschten Effekte eintreten (z. B. Autogenes Training, Progressive Muskelrelaxation nach Jacobson), einige dagegen können sofort in die Praxis umgesetzt werden (Hinlegen für 10–20 Min. und „Nichtstun", lesen etc.).

Praxisbeispiele

1. Kurzentspannung

Nicht immer gibt es Gelegenheit, ein langes Entspannungstraining durchzuführen. Oft stehen uns am Ende der Trainingsstunde nur einige Minuten Zeit zur Verfügung, in denen wir unsere Teilnehmer verwöhnen können. Für diese kleinen Zeitabschnitte ist das Kurz-Entspannungstraining, das sich an die Progressive Muskelrelaxation nach Jacobson anlehnt, gedacht. Wiederholen Sie jeden Satz zwei Mal und entspannen Sie anschließend.
- Legen oder setzen Sie sich bequem hin.
- Verschränken Sie die Hände hinter dem Kopf und drücken Sie die Ellbogen so weit es geht nach hinten.
- Pressen Sie die Zähne und die Lippen fest aufeinander, kneifen Sie die Augen zusammen.
- Strecken Sie die Beine vor und drücken Sie die Fußspitzen nach unten, spannen Sie dabei alle Muskeln an.
- Atmen Sie ein, halten Sie die Luft an, straffen und pressen Sie dabei Ihre Bauchmuskeln. Bleiben Sie in diesem Zustand und zählen Sie in Gedanken bis fünf.
- Atmen sie langsam wieder aus. Lassen Sie Ihre Glieder dabei entspannt fallen, lockern Sie sich am ganzen Körper.
- Bleiben Sie ein paar Minuten in diesem Zustand völliger Entspannung.
- Vor dem Aufstehen sprechen Sie in Gedanken die Formel: „Vier, drei, zwei, eins. Ich fühle mich wohl und erfrischt, hellwach und ruhig."

2. Eine kleine Geschichte

„Warum der Schäfer jedes Wetter liebt“

Ein Wanderer: „Wie wird das Wetter heute?“

Der Schäfer: „So wie ich es gerne habe.“

Woher wisst Ihr, dass das Wetter so sein wird, wie Ihr es liebt?

„Ich habe die Erfahrung gemacht, mein Freund, dass ich nicht immer das bekommen kann, was ich gerne möchte. Also habe ich gelernt, immer das zu mögen, was ich bekomme. Deshalb bin ich ganz sicher: Das Wetter wird heute so sein, wie ich es mag“.

Was immer geschieht, an UNS liegt es, Glück oder Unglück darin zu sehen.

Das ist die Weisheit des Schäfers.

Aus: DE MELLO, A.: Warum der Schäfer jedes Wetter liebt. Freiburg im Breisgau 1988.

3. Eine Entspannung mit Partner: „Rücken an Rücken“

Partner sitzen Rücken an Rücken entweder auf dem Boden oder auf Hockern. Die Rücken sollen sich ab dem Kreuzbein-Bereich bis hin zu den Schulterblättern – berühren. Die Partner schließen die Augen.

Die Aufgaben sind:
- Nachspüren, welche Stellen des Rückens sich berühren und welche nicht.
- Durch tastende Bewegungen den Partnerrücken erkunden.
- Das Tempo am Anfang gemächlich und sanft.
- Dann steigern bis hin zum Rubbeln.
- Zwischendurch den Atem und Wärme im eigenen sowie im Partnerrücken spüren.
- Dann lösen sich die Rücken voneinander und rekeln und strecken sich.

Variante als Geschichte:
- „Zwei befreundete Rücken treffen sich und haben sich viel zu erzählen.
- Zuerst richten sie sich ein und tasten sich gegenseitig ab.
- Der eine Rücken beginnt, eine sehr langweilige Geschichte zu erzählen. Die ist so langweilig, das beide Rücken zu gähnen anfangen.
- Dann beginnt der andere Rücken, den neuesten Dorfklatsch zu berichten und beide Rücken bewegen sich ganz emsig.
- Jetzt fällt einem Rücken ein sehr guter Witz ein, den er sofort zu erzählen beginnt. Beide Rücken lachen herzhaft.
- Danach beruhigen sich die Rücken wieder und spüren die Wärme und den Atem, der durch beide Rücken fließt.
- Sie verabschieden sich voneinander und rekeln und strecken sich.“

4. „Sommergewitter“ eine Massageform als Partnerübung

Ein Partner liegt in der Bauchlage, die Arme liegen neben dem Körper. Der Massierende kniet rückengerecht daneben oder sitzt seitlich neben dem Partner.

Der Übungsleiter gibt die Anweisungen in Erzählform:

„Die Sonne scheint und die Strahlen wärmen deinen Rücken.“ *(Mit den Handflächen den Rücken des Partners ausstreichen.)*

„Langsam ziehen dunkle Wolken auf.“*(Mit den Handballen kreisende Streichungen ausführen.)*

„Es beginnt zu regnen, zuerst einzelne Tropfen, immer stärker werdend bis zum prasselnden Regen.“ *(Tröpfelnde Bewegungen mit den Fingerkuppen, dann stärkere Bewegung aus dem Handgelenk bis zu leicht geballten Fäusten.)*

„Der Regen lässt nach und die Sonne schiebt sich wieder durch die Wolken. Du spürst ihre wärmenden Strahlen.“ *(Die Klopfungen werden leichter und werden zu einem Ausstreichen des Körpers über Nacken, Rücken, Gesäß.)*

„Ein leichter Sommerwind bringt deinen Körper zum Schaukeln.“ *(Eine Hand unterhalb des Nackens und die andere auf das Kreuzbein legen.)*

Literaturempfehlungen:

BERNSTEIN, D. & BORKOVEC, T.: Entspannungstraining - Handbuch der progressiven Muskelentspannung. München 1987.

BRENNER, H.: Entspannungstraining. München 1982.

JORDAN, A.: Entspannungstraining. 2. Auflage. Aachen 2001

MÜLLER, E.: Wenn der Wind über die Traumwiese weht. Frankfurt am Main 2003.

OLSCHEWSKI, A.: Progressive Muskelentspannung. Eine Einführung in das Entspannungstraining nach Jacobson. 2. Auflage. Heidelberg 1994

16 Hinweise zu den verwendeten Geräten

Das Training mit Zusatzgeräten führt zur Verbesserung der allgemeinen Leistungsfähigkeit. Die vier motorischen Grundeigenschaften wie Ausdauer, Kraft, Schnelligkeit und Koordination lassen sich mit Hilfe von Zusatzgeräten effektiv steigern. Vor allem im Bereich der Kraftentwicklung geht man von hoher Trainingseffektivität aus.

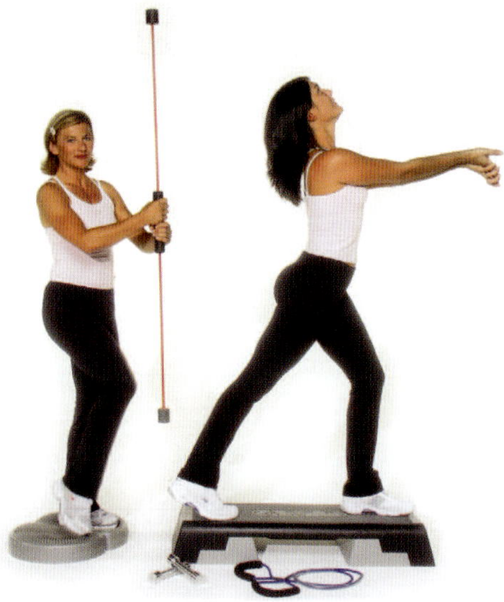

1. PHYSIOTUBE PRO

PHYSIOTUBE PRO (Fa. SCHMIDT sports) ist ein Kraftzuggerät, das überall (zu Hause, im Fitness- Studio/Verein, Rehabilitation/Prävention, im Urlaub) anwendbar ist. Durch den weichen, weiten Griff und die enorm starke Dehnfähigkeit des Kabels ist die Arbeit mit diesem Kleingerät sehr angenehm. Fast alle Muskeln (wir haben ca. 630 Muskeln) lassen sich damit effektiv trainieren.

Es besteht aus:

- einem langlebigen Gummikabel,
- zwei weichen Griffen, die eine sehr angenehme und flexible Handhabung erlauben,
- einer flexiblen Kunststoffschutzhülle, die verschiebbar ist und eine schonende Wirkung hat sowie ein sicheres Arbeiten an Steps oder mit robusten Schuhen erlaubt.

2. AERO-STEP XL

Der AERO-STEP XL (Fa. TOGU) ist ein in mehreren Ländern patentiertes Luftkissen. Es besteht aus zwei voneinander unabhängigen Luftkissen, deren Oberfläche mit vielen kleinen, abgerundeten Noppen bestückt ist. Die Oberflächenbeschaffenheit führt dazu, dass spezielle Reize auf Drucksensoren der Fußsohlen (Reflexzonenmassage) und die Tiefensensoren der Muskeln ausgeübt werden.

Das Training mit dem AERO-STEP XL verbindet systematisch die Vorteile traditioneller Trainingssysteme – wie z. B. Muskelaufbau, Haltungsschulung, Gelenkmobilisation – mit gezieltem Nerventraining. Dabei werden alle Sinne hinsichtlich ihrer Wahrnehmungsleistungen, Informationsverarbeitungen und Kontrollfunktionen konsequent geschult, d.h., die Koordination wird maßgeblich verbessert.

3. FLEXI-BAR

Die FLEXI-BAR (Fa. Flexi-Sports) ist eine 1,50 Meter lange Stange, die ihren Ursprung in der Rehabilitation gefunden hat. Das erste Ziel des Trainings ist es, die elastische FLEXI-BAR zum Schwingen (Oszillieren) zu bringen. Durch diverse Übungen werden Fliehkräfte spürbar, die der Körper augenblicklich auszugleichen versucht. Selbst die tiefstliegenden Muskelfasern werden aktiviert und dadurch viele Muskeln gleichzeitig (synergistische Koaktivierung) trainiert. Voraussetzung jedoch ist, wie bei jedem anderen neuesten Fitnessgerät, die optimale Körperhaltung. Die FLEXI-BAR wird im Fitness- aber auch im Therapiebereich besonders bei Rücken- und Gelenkserkrankungen empfohlen.

Bezugsadresse für die verwendeten Geräte: Im Sportfachhandel oder bei der Sportschule Schuba, Rhönstraße 20, 63571 Gelnhausen. E-Mail: sportschule-schuba@t-online.de

17 Literatur

ALBRECHT, K.: Stretching. Das Expertenhandbuch.

ALBRECHT, K.: Körperhaltung. Haltungskorrekturen und Stabilität in Training und Alltag. Stuttgart 2003.

BADER-JOHANSSON, C.: Motorik und Interaktion. Stuttgart 2000.

BAILEY, C.: Fett verlieren - Form gewinnen. Aachen 1996.

BERNSTEIN, D. & BORKOVEC, T.: Entspannungstraining - Handbuch der progressiven Muskelentspannung. München 1987.

BIELEFELD, J.: Körpererfahrung 2. Auflage 1991.

BREHM, W.; BÖS, K.; PAHMEIER, I.; TIEMANN, M.; UNGERER-RÖHRICH, U.; WAGNER, P.: Psychosoziale Ressourcen. Stärkung von psychosozialen Ressourcen im Gesundheitssport; Frankfurt am Main 2002.

BREHM, W.; PAHMEIER, I.; TIEMANN, M.: Gesund und Fit: Gesundheitsprogramme für Erwachsene; Schorndorf 2001.

BRENNER, H.: Entspannungstraining. Berlin 1982.

BOECKH-BEHRENS, W.-U./BUSKIES, W.: Fitnesskrafttraining. Reinbek 2001.

BÖS, K., WYDRA, G., KARISCH, G.: Gesundheitsförderung durch Bewegung, Spiel und Sport. 1992.

BUSKIES, W.; DEMSKI, N.: Rückenfitness. Grundlagen. Übungen. Spiele. 2. Auflage. Wiebelsheim 2004.

CARRIERE, B.: Der große Ball in der Physiotherapie. 1999.

COTTA, H. /HEIPERZ, W; u. a.: Krankengymnastik. Band 4. 1990.

DELAVIER, F.: Muskel-Guide. München 2000.

DENOTH, J. & STACOFF, A. (1991). Belastung und Beanspruchung der Muskulatur. In: Sportverl.-Sportschad.. Bd. 5. Stuttgart, New York, 17-21.

DIEM, C.-J.: Walking – Grundlagen des Ausdauersports. Aachen: Meyer & Meyer 2002.

EINSINGBACH, T. / KLÜMPER, A. / BIEDERMANN, L. : Sportphysiotherapie und Rehabilitation Verlag Thieme 1992

ENGEL-KORUS, D./HABERLANDT, O.: Fitnesstraining durch Bewegung. Aachen 1997.

FALLER, A. (1995). Der Körper des Menschen - Einführung in Bau und Funktion. Stuttgart.

FLÜGELMANN, A.: Die neuen Spiele Band 1 1991 Verlag an der Ruhr. Die neuen Spiele Band 2 1991 Verlag an der Ruhr

FREIWALD, J.: Propriozeptives Training, PMT – Seminarbuch 1996

FRISCH, H.: Programmierte Therapie am Bewegungsapparat – Chirotherapie. 1996.

GEIGER, L.: Gesundheitstraining. München 1999.

GEHRKE, T.: Sportanatomie. Reinbek 1999.

DER GESUNDHEITSBROCKHAUS; Kursbuch Mensch – Aufbau, Funktion, Entwicklung. Mannheim 2001.

GRISOGONO, V.: Sportverletzungen. München 1986.

HÄFELINGER, U.: Gymnastik für den Beckenboden. Aachen 2001.

HÄFELINGER, U. & SCHUBA, V.: Koordinationstherapie – Propriozeptives Training. Aachen 2002.

HÖFLER, H.: Die Nackenschule. Übungsprogramme für Kopf, Nacken und Schultern.2. Auflage; München 2000.

HOTTENROTT, K.: Ausdauertraining. Winsen 1995.

KOSCHEL, D./FERIE, C.: Vorbeugende Wirbelsäulengymnastik. Aachen: Meyer & Meyer 1997.

KRAFT, W. & SCHOBER, H. & SCHMIDT, H. & WITTEKOPF, G. (1990). Stretching und muskuläres Entspannungsverhalten am Muskulus quadratus femoris. Zeitschrift für Physiotherapie 42 ,237-243.

LIPPERT, H.: Anatomie – Text und Atlas, Urban & Schwarzenberg Verlag1983

MEINEL, K., SCHNABEL, G.: Bewegungslehre – Sportmotorik, Volk und Wissen Volkseigener Verlag 1987

MOMMERT-JAUCH, P.: Körperwahrnehmung und Schmerzbewältigung im Alltag, Springer Verlag 2000

MOMMERT-JAUCH, P.: Propriozeption, aus Ü-Magazin für Übungsleiterinnen und Übungsleiter, Heft 02, 2001

MÜLLER, E. (1987). Entspannungsmethoden in der Rehabilitation, Erlangen.

MÜLLER-WOHLFAHRT, Dr. H.-W./MONTAG, H.J.: Verletzt, was tun? Pfaffenweiler: wero-press Verlag 1996.

PAUL, G./SCHUBA, V.: Aktiv kontra Osteoporose. Aachen: Meyer & Meyer 1998.

PETERSON, L./RENSTRÖM, P.: Verletzungen im Sport. Köln: Deutscher Ärzte-Verlag 1987.

PSCHYREMBEL - Klinisches Wörterbuch. Berlin: de Gruyter Verlag 1986, 255. Auflage.

RAUBER, A./KOPSCH, F./LEONHARDT, H./TÖNDURY, G./ZILLES, K.: Anatomie des Menschen, Band 1. und 3. – Bewegungsapparat und Nervensystem, Sinnesorgane. Stuttgart: Thieme Verlag 1987.

ROETHIG, P.: Sportwissenschaftliches Lexikon, 2 Auflage. Stuttgart: Verlag Hofmann Schorndorf 1973.

ROHEN, J.W.: Funktionelle Anatomie, 5. Auflage. Stuttgart: Schattauer Verlag 1994.

SCHALLER, H.-J., WERNZ, P.: Bewegungskoordination – Erhaltung und Förderung in der Lebensmitte, Meyer & Meyer Verlag 2000

SCHMIDT, N./HILLEBRECHT, M.: Übungsprogramme zur Rücken- und Rumpfgymnastik. Aachen: Meyer & Meyer 1997.

SCHMIDT, R., THEWS, G.: Physiologie des Menschen. Berlin: Springer Verlag 1990.

SCHNABEL, G., HARRE, D., BORDE, A.: Trainingswissenschaft – Leistung – Training - Wettkampf. Berlin: Sportverlag 1997.

SLOMKA, G./HABERLANDT, A./HARVEY, C./MICHELS, C.: Das neue Aerobic-Training. Aachen 2002.

SPRING, H. / DVORAK, J. / DVORAK, V. / SCHNEIDER, W. / TRITSCHLER, T / VILLINGER, B : Theorie und Praxis der Trainingstherapie 1997 Verlag Thieme

TREPEL, M.: Neuroanatomie – Struktur und Funktion, 2 Auflage. 1999.

UNGARO, A.: Pilates. London 2002.

WIEMANN, K. (1993). Stretching, Grundlagen, Möglichkeiten, Grenzen. Sportunterricht, Heft 3, 91-106.

ZILCHNER, L., ENGELHARDT, M., FREIWALD, J.: Die Muskulatur. Wehr 1994.